スポーツ医学に基づく、
画期的なトレーニング治療！

腰痛は絶対治る！

―ひとりでできる速効治療のすべて―

中川　卓爾

中京大学講師
日本女子プロゴルフ協会契約トレーナー
鞍ヶ池ヘルスケア院長

カバーデザイン/鳥塚春樹　本文デザイン/鳥塚春樹・永田美起　イラスト/長谷川いさを
編集協力/高橋昭司・大島聖子　本文写真/平塚修二
写真モデル/三村薫子（ヴィム スポーツアベニュウ・インストラクター）

はじめに

近年、医学は驚異的な進歩をとげています。細胞レベルの研究から遺伝子レベルの研究へ、また植物や動物、そして人間までも思うように作り替えられるような時代が近づいているのです。しかし、我々の生活の進歩はどうでしょう。交通機関の発達や自動車の普及、家庭電化製品などによって一昔前からくらべると身体を動かすことが著しく少なくなっているのではないのでしょうか。骨や筋肉は飽食の時代であるのに弱くなり、腰痛や肩こり、膝痛等の患者は潜在的な患者も含め増える一方です。これだけ進んだ医療技術や豊かな生活環境があるにも関わらず患者が増えるというのはいったい何故なのでしょう。その答えは身体のメカニズムを正しく理解すれば簡単に見つけられます。

人間の身体は、骨や筋肉、腱によって形作られ支えられ、そして脳や神経や内臓が働き生命を維持しています。これらのどれかひとつでも異常や故障を起こせば健康な生活は送れません。

その根幹は頭から脊柱、四肢の骨であり、私はとくに脊柱を最重要なものとしてとらえています。正しい脊柱を保持するには、それを支える筋肉や腱がそれなりの維持力を持たねばなりません。もちろん上下肢の骨や筋肉も脊柱の正しいアーチ形成に深く関わっています。人間の二足歩行文明の進化もこの骨格と筋肉を除いて語ることはできません。

ひどい腰痛や肩膝痛などにもこの脊柱の歪みによるところが多いのも事実です。これから述べる中川式療法はすでに30万人以上の治療を行なっており、その効果はその多くの実例からも裏付けられてます。高齢者から各界で活躍しているスポーツ選手まで、正しい動きとトレーニングによってバランスのとれた身体を作り、また強化することができるのです。

この日本は長寿国であるとただ喜んではいられません。介護老人ばかりが増え、生命維持の技術ばかりが進歩しても、人は幸福であるとは言えません。健康で楽しい人生こそ値打ちがあり、悔いのないものであると思うのです。ほんの少し身体のメカニズムを知り、正しい生活動作や運動で健康人生を送りましょう。

〈中川式ストレッチのポイント〉

(1) 各関節の正しい位置関係を取り戻す

(2) 正しい関節の位置を保つための、適切な筋肉強化を行なう

(3) 神経の通り路のまわりの血行を改善し、柔軟性をつける

この3つを主目的としたストレッチ＆トレーニングが中川式の特徴です。
あなたも今日からストレッチを実行し、一日も早く腰痛・肩こり・関節痛から解放されることを願っています。

中川卓爾

INDEX

PART 2. がんこな痛みを治す中川式治療のすべて！

INDEX

INDEX

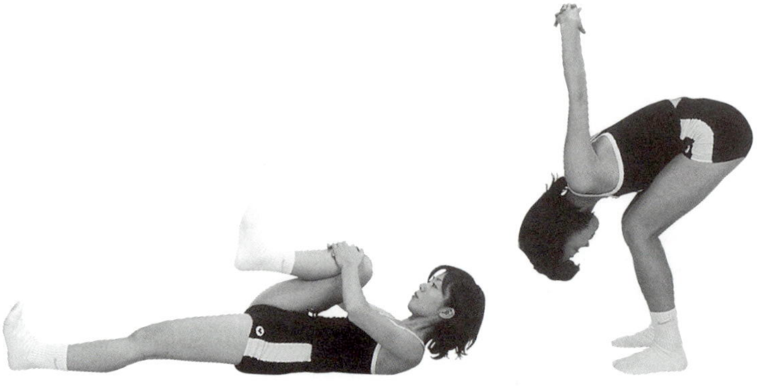

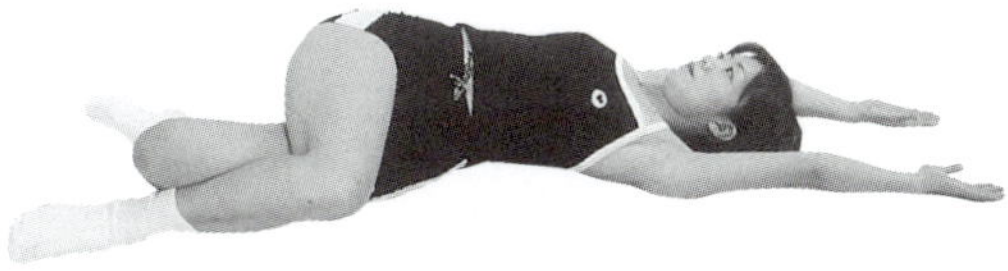

INDEX

PART 3. 実例が証す、中川式治療の速効効果！

スポーツの故障から体を守る実践アドバイス

PART 1

まず正しい自己診断と治療のポイントを知る！

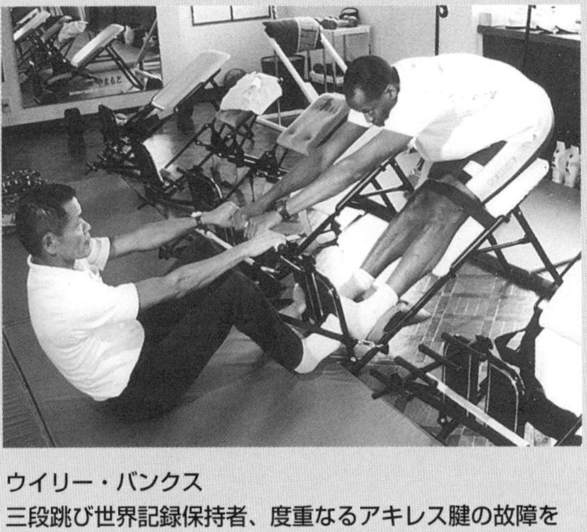

ウイリー・バンクス
三段跳び世界記録保持者、度重なるアキレス腱の故障を
来日中の治療で治す

中川式治療の誕生

私はごく普通のスポーツ好きな少年でした。しかし、中学1年のときに頭にケガをしてしまい、大好きだったスポーツをすることはおろか、体育の授業さえも見学をしなければいけなくなってしまいました。貧血もひどく、たびたび倒れるということもあって、学校も休みがちになっていき、何とか普通の生活が送れるようになったのは中学2年の終わり頃でした。

高校に入った私はすっかり落ちた体力を取りもどし、身体を鍛え、健康な身体を作る努力をしようと思い、新聞配達やゴルフ場のキャディといった体力を使うアルバイトをしました。学校では陸上部に入って走りはじめましたが、とくに目立った活躍をする選手というわけではありませんでした。

そんな私が高校を卒業後、入学したのが東京教育大学、現在の筑波大学です。ここの陸上部でやっていけるのだろうか、そんな不安を抱きながら合宿に参加していたときのこと。想像をはるかに越えた厳しいトレーニングの毎日で、膝、アキレス腱、腰と故障が続き、私の身体は悲鳴をあげていました。

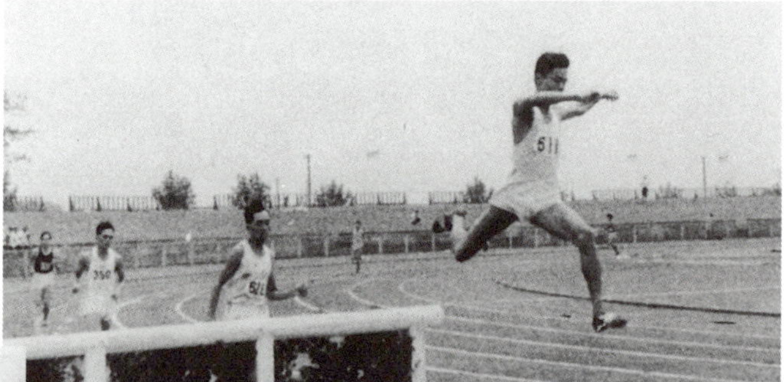

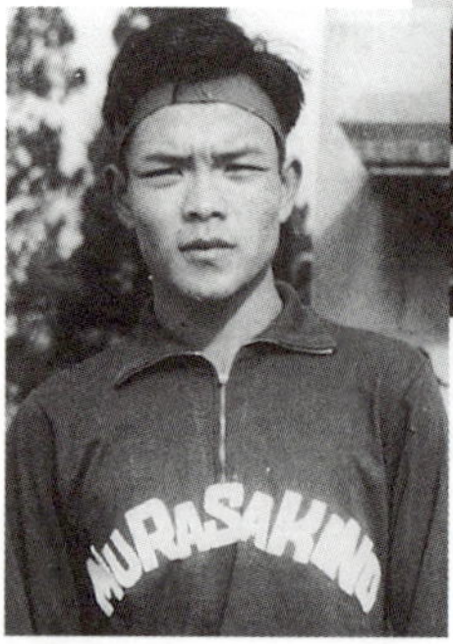

東京教育大学（現 筑波大学）時代、
中距離陸上選手で活躍

志半ばであきらめるわけにいかないという気持ちだけで身体を支えていた私は、あるとき審判台に何の気なしに腰をおろしました。それが私の人生を決定づける瞬間でした。まさに、腰をおろしたときのその格好が今のストレッチベンチの原型になっていたのです。数秒後に台から降りたときに、なんだか身体が軽くなった気がしました。もう一度台に乗り、同僚に後ろから柔軟体操の要領で30回ほど押してもらいました。疲れきった大腿部、腰、背中には強烈なストレッチ感があり、痛みも疲労感も吹き飛んでいました。「これだ！」それはまるで雷に打たれたような衝撃でした。私はさっそく設計図を書いて大工さんに頼んでこのベンチを作ってもらいました。練習をしてはベンチで前屈をするということをくり返し行なうと、今までの練習量が3〜4倍になり、タイムもおもしろいように上がっていきました。また、疲労も短時間で回復し故障も少なくなりました。

こうして中川式治療が誕生し、現在にいたるまでにスポーツ選手のトレーニングや患者さんの治療にと、さまざまな人々に対して、効果をあげているのです。

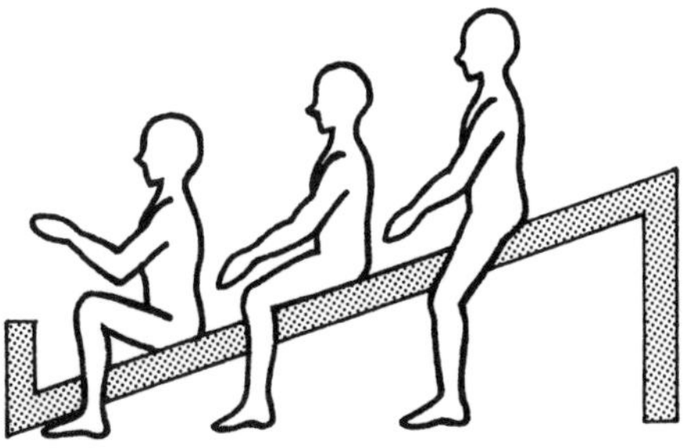

審判台

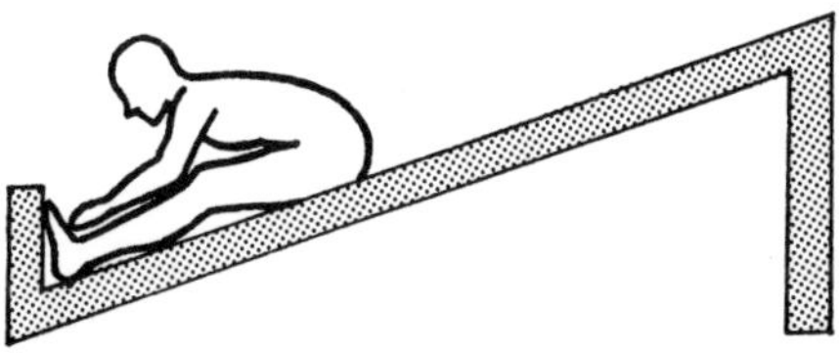

審判台になにげなく腰をおろしたことが……

■ 自己診断の前に、これだけは知っておきたいこと

故障の状態から適切な対処を考える

仕事やスポーツなどで腰や関節に故障を起こしたとき、ストレッチ＆トレーニングで治る場合と、X線検査やMRI検査など、詳しい外科的診断や処置が必要な場合があります。一般的に、転んだりぶつかったりするなどの大きな外力が加わったケースのときには、筋肉や腱だけでなく、骨や臓器、神経組織を傷めていないかどうかを診断する必要があります。そして、一定期間の安静や固定、温冷治療などの処置が必要な場合もありますので、専門家の診断に任せた方がいいでしょう。しかし、これといった外力がなく痛む場合は、原因として「疲労」「一定の力がスポーツや仕事などにより継続してかかった」「一定姿勢を長時間続けた」などが考えられます。これらが原因の痛みの場合は、安静にするよりも、まず身体の歪みを矯正したり、筋力のバランスを取り戻すことが必要です。そこで、根本的な治療法としてすすめるのが私のストレッチ＆トレーニングなのです。

抜本的な解決をするには

治療法のひとつには、鍼《はり》や灸《きゅう》、マッサージなどもあります。これらは悪い方法とは言えませんがあくまで対症療法であって、痛みやこりはすぐに再発してしまい、根本的な解決にはなりません。痛みの原因は、必ず筋肉や関節が関与しています。薬を飲んだり水を抜いたりするなどの処置だけでは治らないのです。私のストレッチ＆トレーニングでは、要手術と言われる腰椎椎間板ヘルニアも、1000人近い人々が完治してます。大切なのは、対症療法による治療よりも、日頃のストレッチ＆トレーニングによる予防なのです。

急な痛みの救急処置「RICE」

急性の症状や外力がかかったときの救急処置は「RICE」と覚えましょう。

R→Rest（動かさない）

I→Ice（氷で冷やす）

C→Compresion（止血も含めて患部を圧迫する）

E→Elevation（患部を高くし、出血を最小限に）

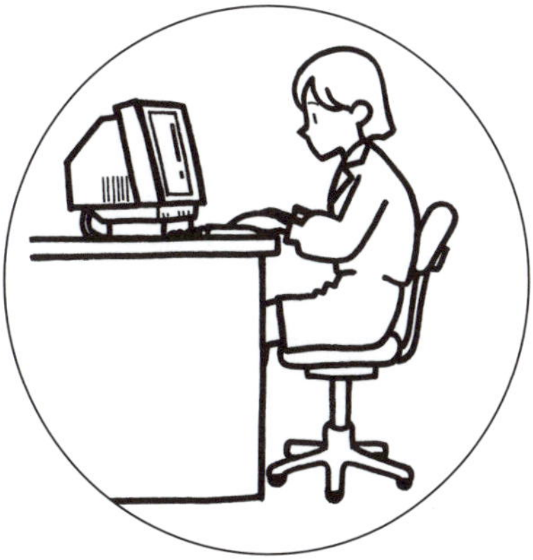

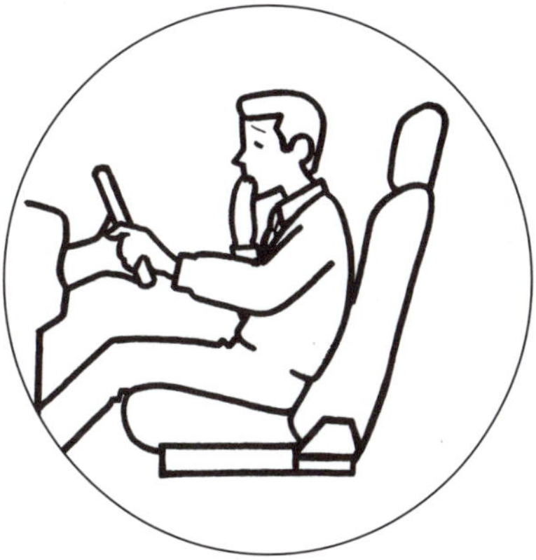

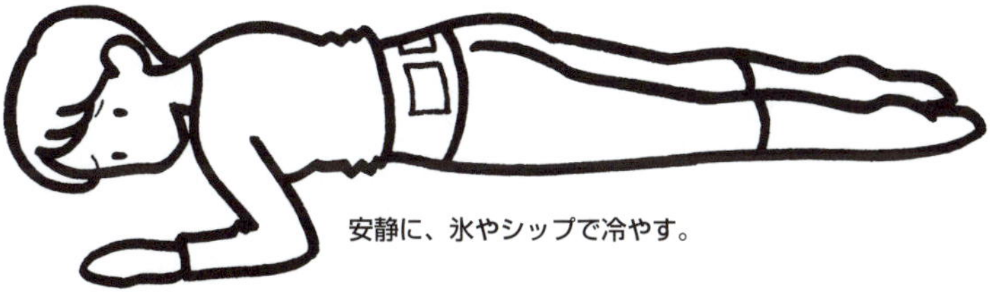

安静に、氷やシップで冷やす。

自分の腰痛の原因を知る

ひとことで腰痛といっても、いろいろな原因が考えられるのです。

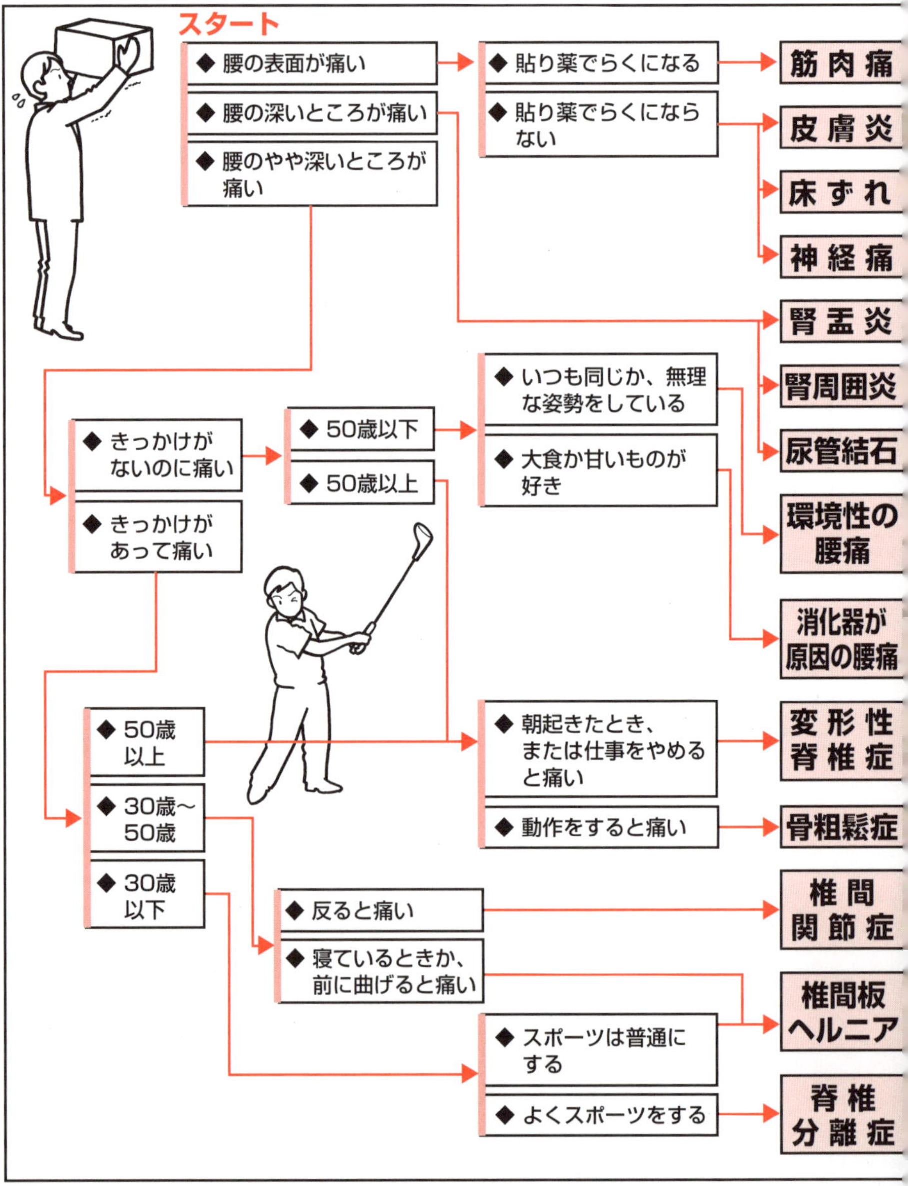

日頃運動不足で、悪い筋肉の使い方をした。

長期の入院などで、筋肉の薄い骨盤等の部分に炎症。

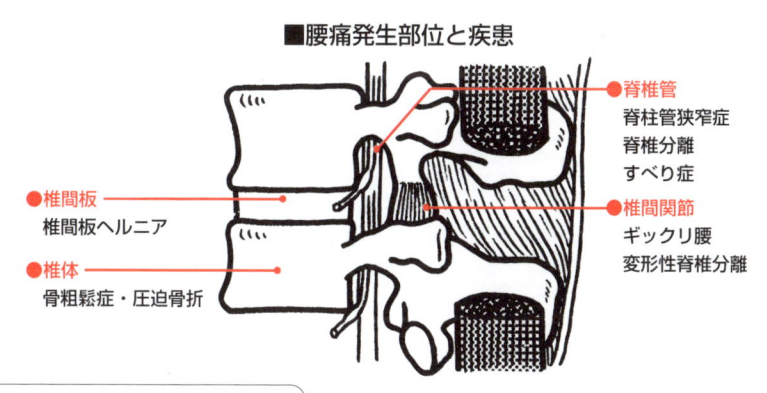

■腰痛発生部位と疾患

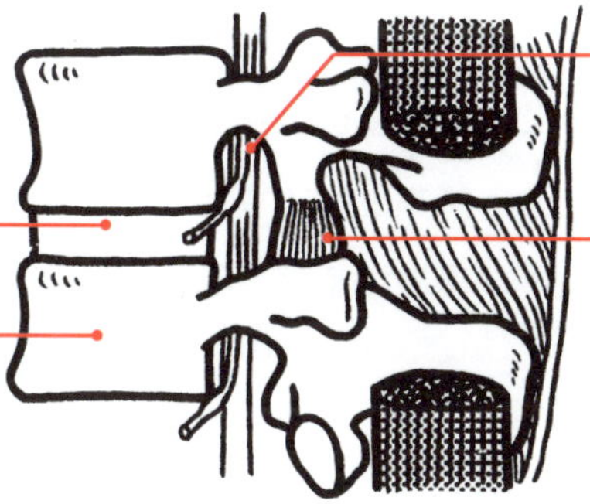

膵臓・大腸・結腸・直腸・虫垂・十二指腸など。
便秘が原因の場合も。

加齢により、椎間板が変性を起こして弾性を失い、
上下の椎体から突出して腰椎の縁が棘のようになる。
とくに、頚椎と胸椎の重さを支え直立するため、
骨には想像以上の力が加わっている。

高齢者、とくに女性に多く、腰背痛の主要な原因のひとつで、骨量の減少であり成分は変化していない。
圧迫骨折を起こしやすく、また、身長が縮むことがある。

ぎっくり腰のほとんどがこれであり、椎間関節の変形または変動により、神経がブロックされたような状態。

重いものを持ち上げたり、くしゃみなどをしたときに起こることが多い。
ぎっくり腰や座骨神経痛が主症状。

先天性と後天性があり、スポーツ少年などは小学校、中学校、高校で頻度が増す。過労性骨障害と言われ、すべりを伴う場合が多い。X線で確認できる。

婦人疾患特有の腰痛	
A 炎症性	骨盤痛・仙腰痛・子宮 卵管・卵巣
B 腫瘍性	子宮筋腫・卵茎腫瘍 子宮癌・卵巣癌
C 内臓性	消化器による腰痛
D 心因性	更年期障害・冷え性 月経によるもの

1. ぎっくり腰のチェック

自己診断のための主な症状と特徴

1. 日頃から運動不足で筋力の低下を感じている。
2. やや肥満傾向にあり、腹や尻が出ている体型だ。
3. 中腰姿勢の仕事が多く、つねに足腰が疲れている。
4. 座位の仕事が多く、脚が弱っている。
5. スポーツでのオーバートレーニングか、または準備運動不足だった。
6. 筋力を使う重労働が多い。
7. 内臓下垂気味で筋力が弱い。
8. 急激に重いものを持ち上げようとした。
9. 一瞬にして強烈な痛みが走り、その姿勢のまま動けなくなった。

●ぎっくり腰になるのは

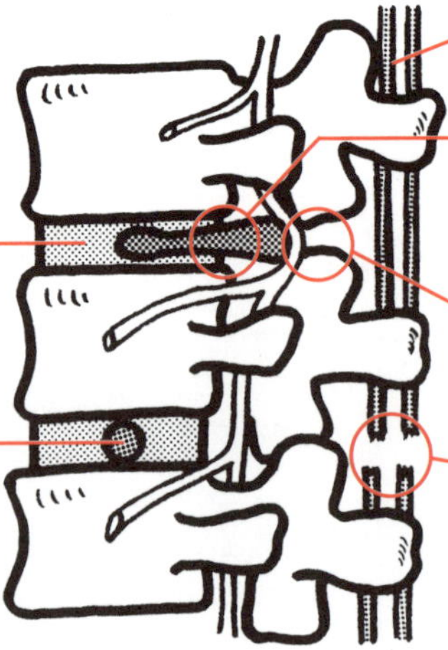

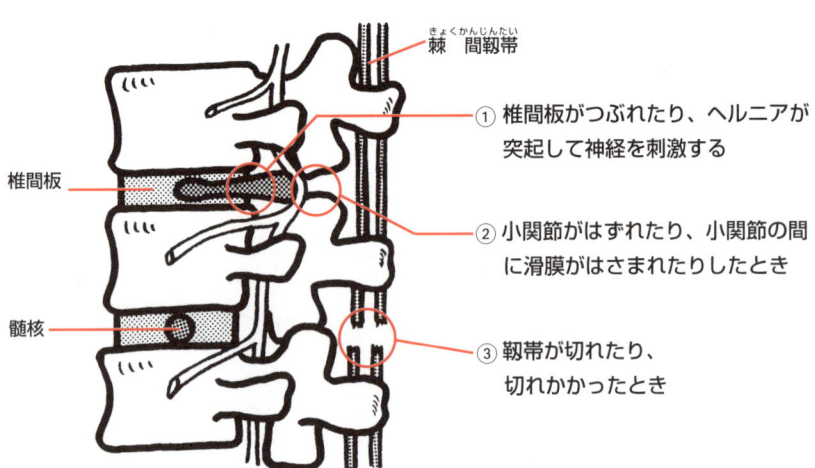

解　説

ぎっくり腰の主な原因としてあげられるのは、椎間板《ついかんばん》ヘルニアや椎間《ついかん》関節の捻挫や棘間靱帯《きょくかんじんたい》の伸展や断裂、腰背筋《ようはいきん》が急激に伸ばされたり部分断裂、さらにひどいものになると、横突起《おうとっき》骨折や椎体《すいたい》の圧迫骨折、病的骨折などがあります。通常のぎっくり腰は、骨折や断裂を起こすような激しい動きで起こるものは少なく、朝起きて顔を洗おうと前かがみになったり、ものを不用意に持ち上げようとしたとか、準備運動なしにスポーツをしたといったことが多いのです。西欧では「魔女の一撃」と言われ、一瞬にして強烈な痛みが走り、姿勢を変えることもできずに脂汗をたらたら……といったような症状です。

●治療のポイント●

一般的な指示は「安静にするように」とされますが、中川式の治療例では、原因や誘因さえ把握できればすぐに治療にとりかかります。ほとんどの例が疲労や筋力の衰えが原因で、中腰や姿勢転換が腰を支える力を越え、腰部分の筋膜神経に痛みを発生させるのです。急激な炎症が筋肉に起こるときは、氷等で患部を冷やして痛みをやわらげますが、抜本的な治療にはなりません。ほとんどの例で腰椎《ようつい》と仙骨《せんこつ》の間の角度が鋭角化し、腰部神経の圧迫を起こしています。この状態を医学的には椎間《ついかん》関節ロッキングと言います。この場合、ストレッチで徐々に筋肉を伸ばし、前屈により筋肉の血行をよくして緊張感を解き、腰椎や仙骨の角度を改善します。ストレッチングベンチでの前屈は即座にロッキングを解消することができます。➡P68へ

2. 腰椎椎間板《ようついついかんばん》ヘルニアのチェック

自己診断のための主な症状と特徴

1. ふだんから椎間板にストレスが加わる座位での仕事が多い。
2. 急激に重い物を持ち上げようとしたり、激しいスポーツで腰をひねったりした。
3. 腰の周辺がつねに緊張したように硬くなっている。
4. 20～30歳代に急激な腰の痛みがあった。
5. はじめは腰痛のみの症状だが、座骨神経痛もでている。
6. ヘルニアにより圧迫された神経根に相当する領域、大腿《だいたい》外側、下腿《かたい》前面外側、足背、足底に知覚異常がある。
7. 筋力の低下や筋萎縮（臀部《でんぶ》）が認められる。
8. 腰部が板状となり股《こ》関節で屈折姿勢をとる。
9. 上臀部に約90%の圧痛を認める。
10. あおむけに寝て膝を伸ばした状態で足を上げたとき、20～30°で痛みがある。
11. アキレス腱反射がない。
12. 母趾背屈《ぼしはいくつ》および底屈力《ていくつりょく》が弱い。

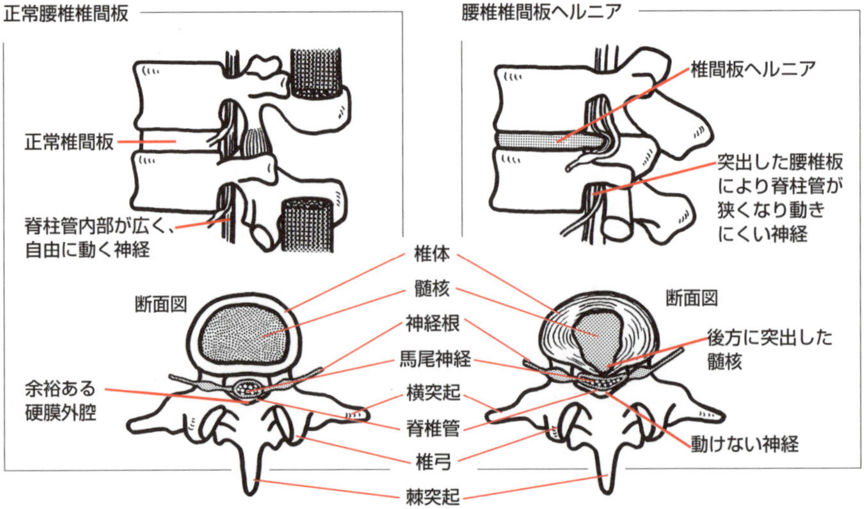

解　説

椎間板ヘルニアには、左記のような原因や症状があります。腰椎間にある椎間板軟骨の中心部位には髄核というものがあり、これにストレスが加わることによりまわりの線維輪《せんいりん》に破綻をきたし、そこから髄核が脱出します。その髄核のほとんどが斜め後方へ脱出し、神経根への圧迫症状を起こすのが原因です。また、約30%の患者が、神経根の圧迫を避けようとして脊柱側《せきちゅうがわ》弯《わん》を起こしています。

●治療のポイント●

ヘルニアによるストレスが、どのような形で加わっているかを見きわめることが大切です。整形外科では安静、牽引、ブロック注射を行ないますが、抜本的な治療とは言えず、それで痛みが軽減されなければ外科手術しかないというのが現状です。中川式が一番得意とするのが、このヘルニアの治療です。中川式のストレッチングベンチでの前屈運動は、脊柱管内で神経のまわりの硬膜が上下することにより、脱出したヘルニアを引圧になった椎間板に押し戻す作用と、硬膜の上下動でカンナのように削る作用で小さくしたり偏平にして治していきます。削りかすは貧食細胞が食べてあとかたづけをします。ストレッチングベンチSTTマシンでのストレッチングとトレーニングは、このようにして多くの患者を治療しています。この方法で治療できず手術に頼らなければならなかったのは、過去10人に満たないほどです。ヘルニアはストレッチングとトレーニングでほとんどの人が治るというのが私の体験による持論です。

➡ P72へ

3. 変形性脊椎《せきつい》症のチェック

自己診断のための主な症状と特徴

1. 男性で中年ないし老年、重労働することが多い。
2. 長年腰に負担をかけるスポーツをしていて、あまりアフターケアができていない。
3. 腰部が板状に硬くなり、つねに緊張しているように感じる。
4. レントゲン撮影では、腰椎の間が狭かったり、椎間板が薄く下部腰椎がくっついて（椎間板障害）いて、骨の両端がトゲ状になっている。
5. 朝起きるときに痛み、しばらく動いているとあとで楽になる。

●老化などにより椎間板がつぶれるのが原因

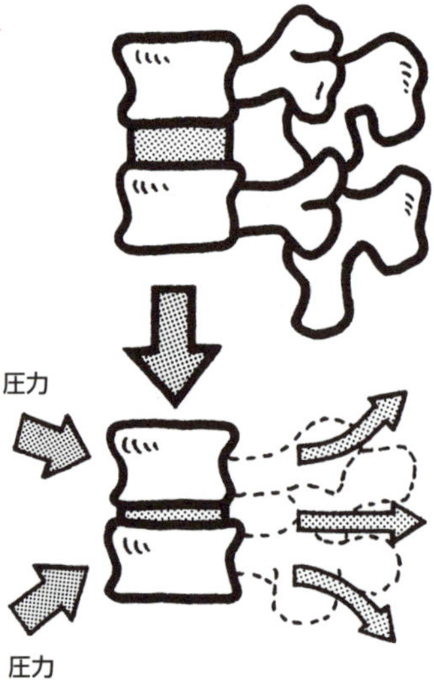

●変形性脊椎症は骨が棘状に飛び出ている

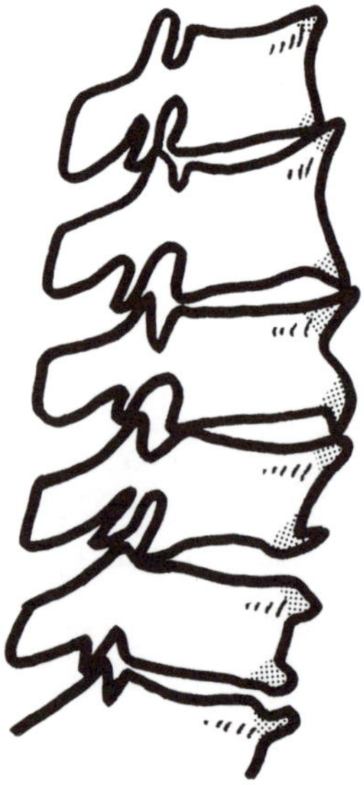

解　説

激しいスポーツをする選手の中には、20代で変形を起こしている例もあります。私の治療した例では、全日本のバスケット女子選手がいました。加齢とともに起こる腰痛の多くは、この変形脊椎《せきつい》症です。椎間板の水分が減少するとともに、椎間板の弾力や厚みも減り、椎間の靱帯のたわみができ、そこへ体の補修作用により軟骨（骨棘）ができ、神経を刺激して痛むことが多いのです。

●治療のポイント●

ストレッチ＆トレーニングで椎間板が狭くならないようにし、変形が進行しないようにすることと、それを保持できる筋力をつけることを中心に治療します。これは板状になった腰背筋のストレッチ＆トレーニングが不可欠です。ただし、老齢化による骨のもろさを考慮し、急激な運動ではなく、徐々に鍛えられるようにしなければなりません。ストレッチングベンチによる前屈は筋肉の血行を改善し、腰椎の角度を矯正してくれます。強く前屈することより、徐々に回数を増やして行なうのがポイントです。→P79へ

4. 脊椎《せきつい》分離症・すべり症のチェック

自己診断のための主な症状と特徴

1. 少年期に激しいスポーツを行なった。
2. 小学生、中学生、高校生と年齢が増すにつれて発生頻度が多くなる。
3. 過度の頻繁な腰のひねりや屈伸運動が加わった。（過労性骨障害）
4. 安静にしていると痛まないが、動きはじめると痛い。
5. X線診断（斜位撮影）で、犬の首輪（テリア像）が切れたような形を示している。
6. 軽度の腰痛が何度も繰り返し、だんだん痛みが増している。

●脊椎分離症

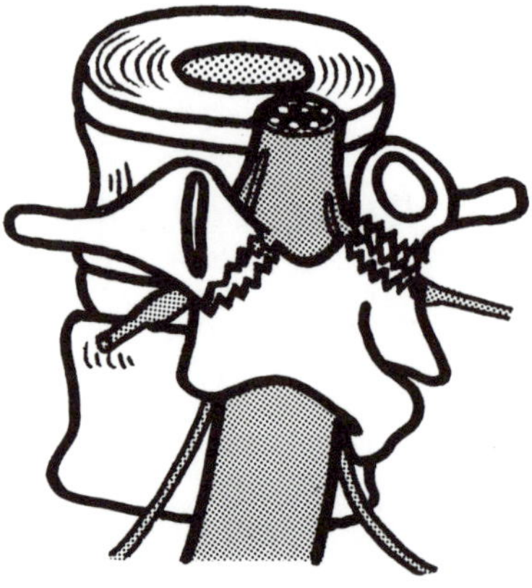

椎弓《ついきゅう》部分が分離する
（過激な運動などで、成長線が分離する）

●すべり症

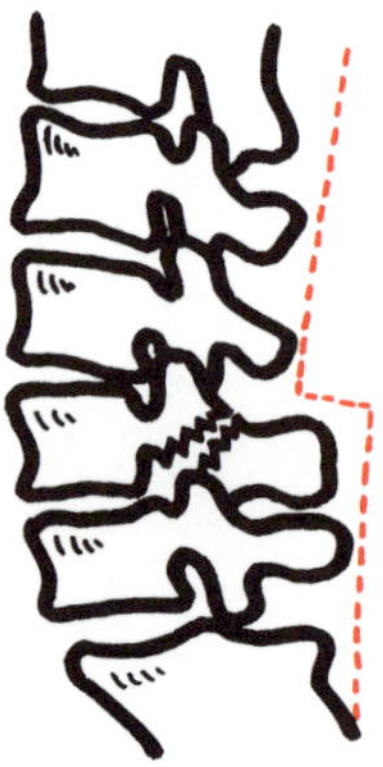

分離を起こして
すべった状態

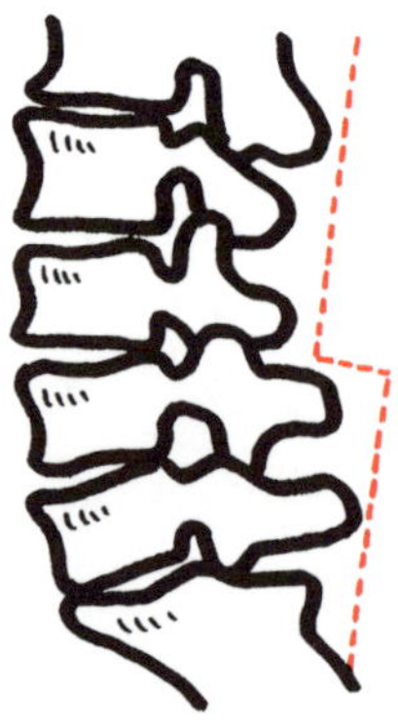

分離を起こしていないが
すべった状態

解　説

分離症とは主に腰椎の椎弓部《ついきゅうぶ》（図参照）が生まれつき、または外圧により切れた状態を言います。また、すべり症とは切れた部分が前方または後方にすべった状態を言います（まれに無分離すべり症がある）。これらはほとんどの場合に腰椎に起こり、壮年男子に多く見られ、すべり症やヘルニアを合併すると座骨神経痛を起こします。

●治療のポイント●

病院では安静、コルセット、ギプス、ベッド、消炎鎮静剤や筋弛緩剤の投与、手術による固定などの方法がとられます。また、一般腰痛と同様に、牽引や物理療法を行ないます。しかし、実際には異常を起こしやすい分離やすべり症を起こした腰椎角度の改善が抜本的に必要な療法であり、私のところではこれに必要なストレッチを行ない、元へ戻した位置が周囲の筋肉で支持できることが保証できる程度に、徹底したトレーニングをします。これにより、安静によって筋肉が弱ることもなく、ハードなスポーツに復帰できた選手も少なくありません。彼らは分離やすべり症を起こす以前より柔軟性が増し、ずっと強くなって好成績をおさめています。➡P86へ

5. 骨粗鬆症《こつそしょうしょう》のチェック

自己診断のための主な症状と特徴

1. 骨折が多い。腰椎、胸椎《きょうつい》（圧迫骨折）、大腿骨頸部《だいたいこつけいぶ》骨折、前腕骨折など。
2. 身長が低くなっている。
3. 円背（ねこ背）がきつくなった。
4. 皮膚が薄く血管が透視しやすい。
5. 痛みはときどき起こる。

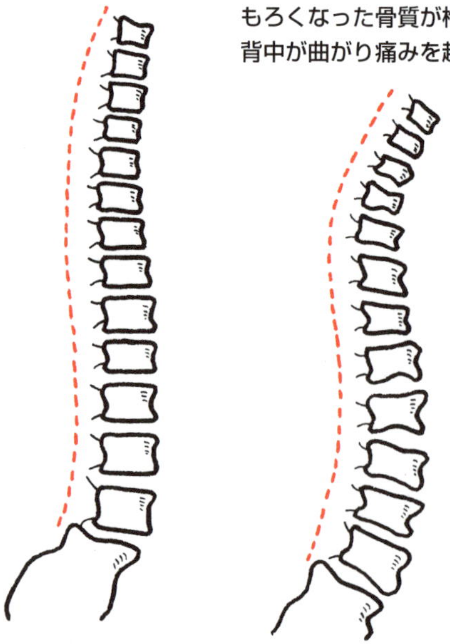

もろくなった骨質が椎骨をつぶし、
背中が曲がり痛みを起こす

●骨粗鬆症《こつそしょうしょう》と圧迫骨折

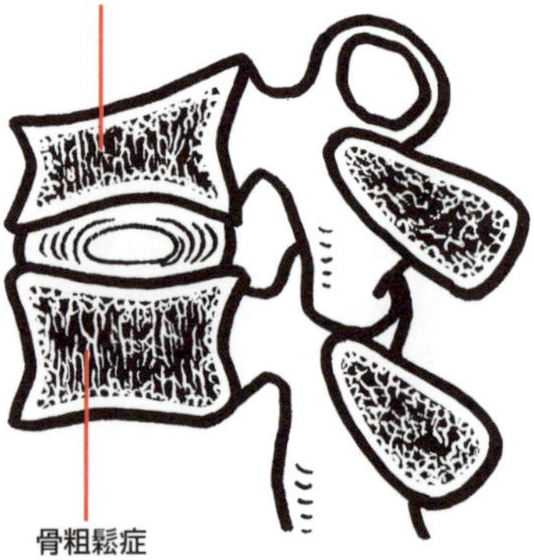

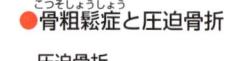

解説

骨粗鬆症《こつそしょうしょう》は、老人や閉経後の女性に多く見られます。他の治療のためにステロイド療法を行なっていると、腸管からのカルシウムの吸収が減少、あるいは尿中のカルシウムの排泄が増化したり、甲状腺ホルモンの過剰が骨吸収を促進するなどして骨粗《こつそ》鬆症《しょうしょう》を起こす場合が多いのです。性ホルモンの減少とも関係があります。また、運動不足により骨に対する物理的刺激がなくなることが原因の場合もあります。痛みは間歇《かんけつ》的に起こりますが、ひどい痛みの場合は圧迫骨折（下部胸椎と上部腰椎）を起こしているも場合があります。

●治療のポイント●

治療よりも予防が大切な病気です。運動不足や、食事でのカルシウムやたんぱく質不足にならないように心がけましょう。人種的には黒人には見られず、日本人や白人に多く見られます。診断には、重症度をはかるのに、骨量（骨密度）を計測する方法があります。 →P56へ

6. 悪い姿勢による腰痛のチェック

自己診断のための主な症状と特徴

＜立位・座位で起こる腰痛＞

1. 腰椎前彎《ようついぜんわん》を増強した姿勢での作業を長く続けた。
2. 高すぎるイスを使っている。
3. 運転姿勢に無理があったり、ペダルの位置が遠すぎる。
4. 長時間立位を続けた。

＜立位・座位で起こる腰痛＞

1. 平らな床に直接寝た。
2. 柔らかすぎる布団に寝た。
3. うつぶせで寝た。
4. 枕が高すぎる。

●正常な立姿勢と悪い立姿勢

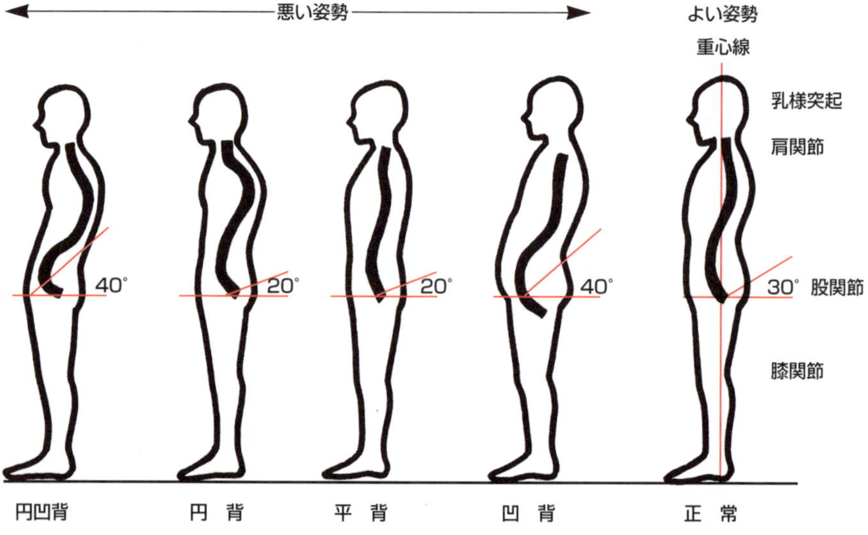

解　説

人が一定の姿勢を保つために、脊椎骨《せきついこつ》、椎間板《ついかんばん》、筋肉の3つの要素がそれぞれ重要な働きをしています。脊椎骨《せきついこつ》は1本の柱として、複合S字カーブをつくって機能しています。椎間板《ついかんばん》は、クッションとしての役割を持ち、あらゆるショックを吸収しています。脊椎骨《せきついこつ》や椎間板《ついかんばん》に加わる力を緩和するのが筋肉であり、筋肉が強くはたらいて緊張することにより、脊椎にかかる力を弱めることができます。悪い姿勢を続けたり、無理をかけることによってこれらのどの働きが悪くなっても腰痛の原因となるのです。姿勢反射が未発達な7～9歳頃の子どもの場合、ごく軽い機能的側弯《そくわん》や円背《えんぱい》になることがあり、また、若い女性にはハイヒールをはくため起こる腰痛があります。その他、下肢に脚長差が生じ骨盤の傾きから側弯《そくわん》が起こり、長時間立つことで起こる代償性側弯《そくわん》や特発性側弯《そくわん》という原因不明の腰痛があり、人口の2～3%に症状がでていると言われています。このうち、約8割が女性です。

●治療のポイント●

おもに装具や脊椎固定術が治療に用いられます。日常に起こる腰痛は、ストレッチとトレーニングで姿勢矯正に大きな効果が得られています。 ➡P56へ

立位よる不良姿勢とよい姿勢

■不良姿勢図説

●立位による不良姿勢とよい姿勢

a

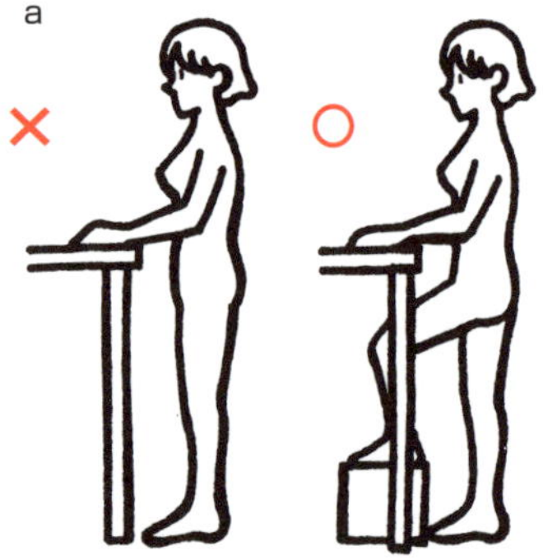

b

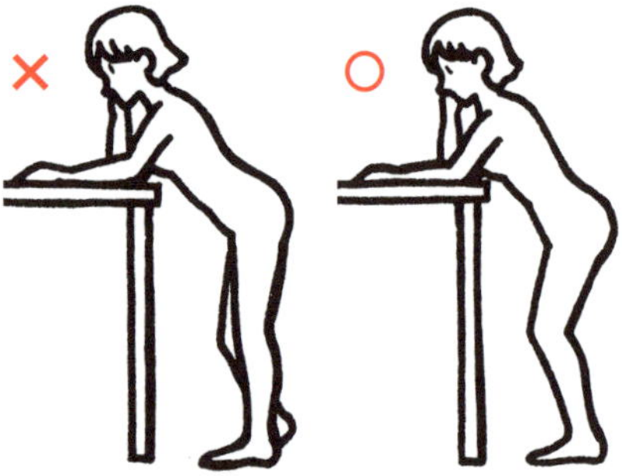

a. 腰椎前弯《ようついぜんわん》の増強が腰痛の原因となる
→足台の上に片足を置くと前弯《ぜんわん》ではなくなる

b. 前屈位での姿勢の前弯《ぜんわん》を増強させる
→股関節と膝関節を軽く屈曲すると腰への負担が減る

●座位と運転姿勢不良姿勢とよい姿勢

a イス

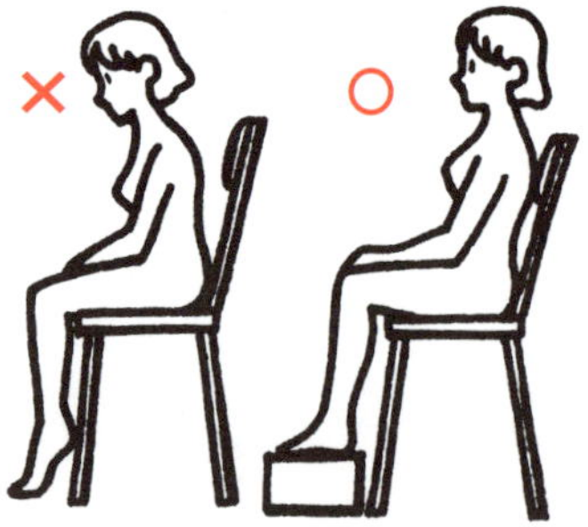

b 車

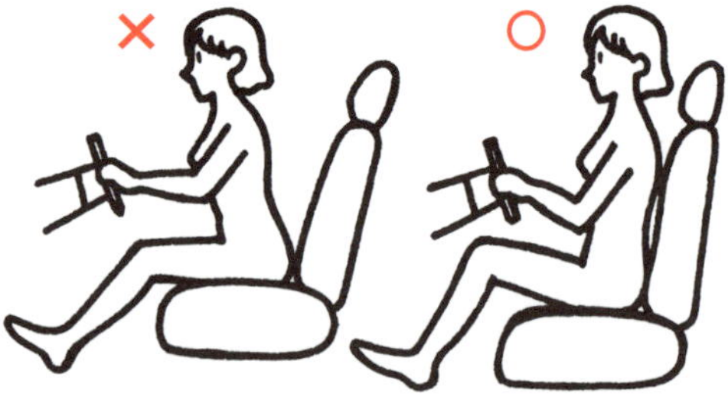

a. 胸部の高すぎるイスは、前弯を増強させる
→足台を使って股関節と膝関節を屈曲すると脊椎がまっすぐになる

b. ペダルの位置が遠すぎると、膝が伸び前弯《ぜんわん》を増強させる
→イスをペダルに近づけて、腰が沈まない程度の硬いシートを敷く

臥位《がい》（寝た姿勢）による不良姿勢とよい姿勢

■臥位（寝た姿勢）による不良姿勢図説

●不良姿勢

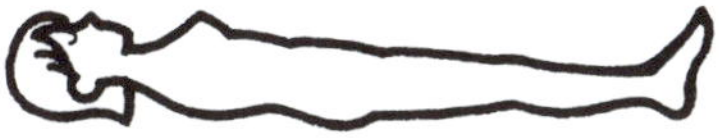

a. 平らな床に直接、あるいは柔らかすぎる布団に寝た時は、腰椎前弯《ようついぜんわん》が強くなる

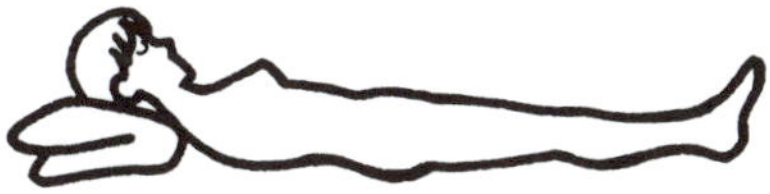

b. 高すぎる枕の使用は、腰椎後弯《ようついこうわん》、腰椎前《ようついぜん》弯《わん》を増強させる

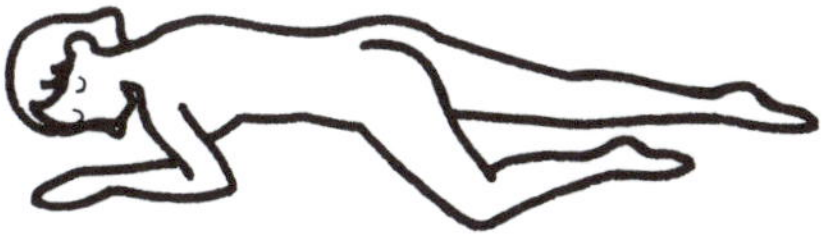

c. うつぶせでの臥位は腰椎前弯《ようついぜんわん》を増強させる。股関節を屈曲させても治らない

●よい姿勢

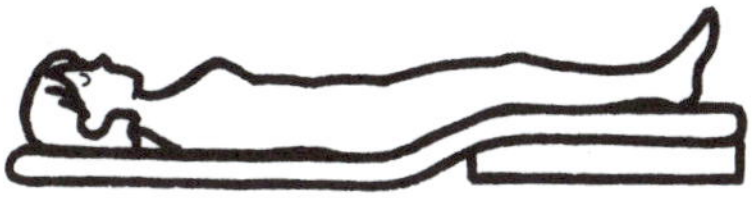

a. マットの下に図のように二重に敷物をいれて、膝を軽く屈曲させて寝ると脊椎《せきつい》もまっすぐになる

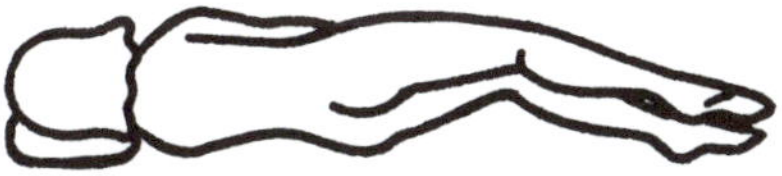

b. 横向きに寝る時は、膝を軽く屈曲させると、腰椎弯《ようついわん》は軽くなる

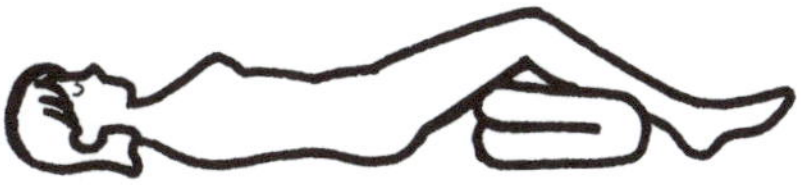

c. 膝の下の枕をいれて寝ると腰への負担が軽くなる

側弯《そくわん》における4つの変形の特徴

■側弯《そくわん》は前屈姿勢でわかる

① 両肩の高さが違う。
② 両肩甲骨の高さの位置が違う。
③ 腰のウエストラインがゆがむ。
④ 前屈時の肋骨《ろっこつ》及び腰の高さがゆがむ。

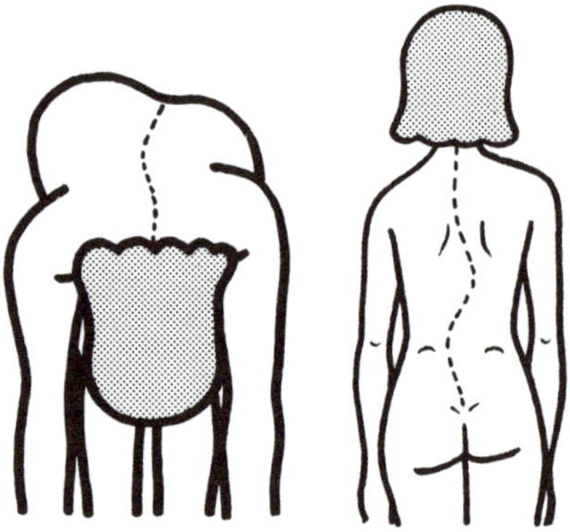

■各姿勢によって腰にかかる負荷の比較

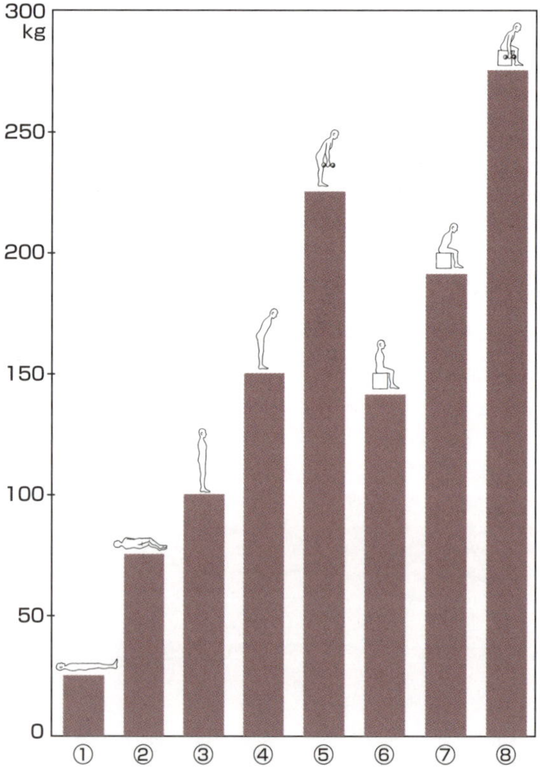

① 背臥位安静
② 側臥位
③ 直立位
④ 20° 前屈立位
⑤ 20° 前屈立位で20kgの重量物を持ち下げた場合
⑥ 腕、背中に支持のない座位
⑦ 20° 前屈座位
⑧ 20° 前屈座位で20kgの

7. その他の原因による腰痛・肩こりのチェック

内臓疾患による腰痛・肩こり

解　説

下図のように、内臓疾患によって腰痛・肩こりが起こる場合があります。また、高血圧、心筋梗塞、低血圧、動脈硬化、心不全、婦人科疾患などの病気は、腰痛・肩こりをともなう場合があります。

■痛みの位置によって隠れている内臓疾患

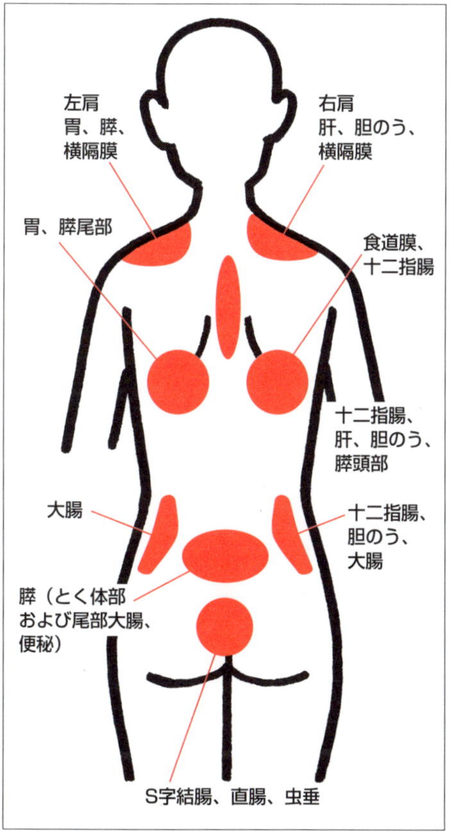

女性特有の腰痛・肩こり

女性の腰痛・肩こりをともなう病気には、次のようなものがあります。子宮後屈・子宮下垂・その周辺の炎症・子宮内膜炎・骨盤うっ血症候群・良性子宮筋腫・卵巣嚢腫・がん・更年期障害・自律神経失調症・心因性不定愁訴《しゅうそ》症候群・月経前緊張・月経困難症・冷え症・婦人科手術後・妊娠に合併するもの、子宮外妊娠・切迫流産・腎盂炎《じんうえん》など。

解　説

女性の腰痛のうち、完全に整形外科的なものは30%程度で婦人科疾患や内的疾患が主な原因である場合が多いのです。職業別に見ると、看護婦や保母、教師などの腰痛は非常に多く、年代では30代がピークです。また、女性の場合は心因性の要素が含まれています。適度な運動とストレッチにより、筋緊張を除き、柔軟性を養い血行の改善をするのが望ましいと言えます。

8. 肩こりのチェック

自己診断のための主な症状と特徴

1. 腹筋や背筋が弱く、ねこ背になっている。
2. 若い女性で脊柱《せきちゅう》が側弯《そくわん》し、ビタミン類（B、C、E）が不足している。
3. 職業上、無理な姿勢や不自然な姿勢を続けることが多い。
4. 頭痛（偏頭痛）、眼痛、歯痛、ムチ打ち症がある。
5. 肩こりをともなう内科疾患がある。
6. 代謝異常、内分泌異常、自律神経症、血圧異常などがある（更年期障害）。
7. 神経症、精神異常、自律神経失調症などがある。

■肩こりを起こす首の周辺の筋肉

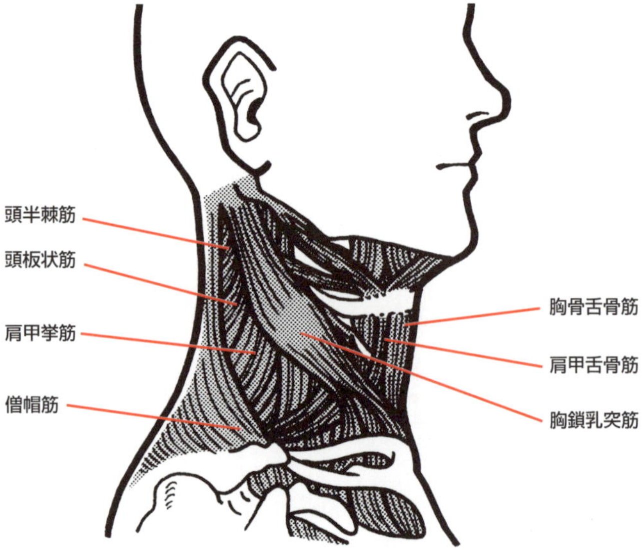

解　説

肩関節は特異な構造をしています。肩関節は人体の関節の中で、最大の運動範囲を持っています。そのため関節自体が非常に不安定で、脱臼《だっきゅう》しやすいという特徴があります。また、腕を肩から吊るすために、頸部の筋まで動員されるので、腰とともに疲労しやすい部分と言えます。原因としては、老人性肩こりの場合は、頸椎《けいつい》、肩甲帯《けんこうたい》の筋腱板《きんけんばん》の老化、内科疾患の関連痛が多く、抑鬱状態があるときは心因性の原因も考えられます。その他、一定の姿勢を長時間続けたりしたために起こる筋の血行異常など、原因が複雑にからみあって肩こりが起こる場合が多いと言えます。肩や腕の神経支配は、頸椎からの神経である頸《けい》神経です。頸椎は腰椎よりもデリケートで、神経の出口も細く圧迫されやすいと言えます。場所により、頭痛、肩甲の内側の痛み、肩こり、上腕の痛み、手のしびれ、握力の低下など、さまざまな症状があらわれます。

●治療のポイント●

まず、首肩背の筋肉に柔軟性をもたせ、血行をよくすることが大切です。頸椎を正常な位置（弯曲及び間隔）にし、肩関節裂《れつ》隙《げき》を拡大（正常な間隔を取り戻す）し、上肢の筋力を強化するなど、総合してストレッチ＆トレーニングで肩周辺の筋肉を強化します。➡ P91へ

9. 肩痛（五十肩）のチェック

自己診断のための主な症状と特徴

1. 40～50代にかけて、これといって原因もないのに徐々に肩が痛くなり、腕が上がらなくなった。
2. 後ろ髪をとく動作や、腰の後ろに手をまわす動作が困難になった。

●肩関節の構造（正面図）

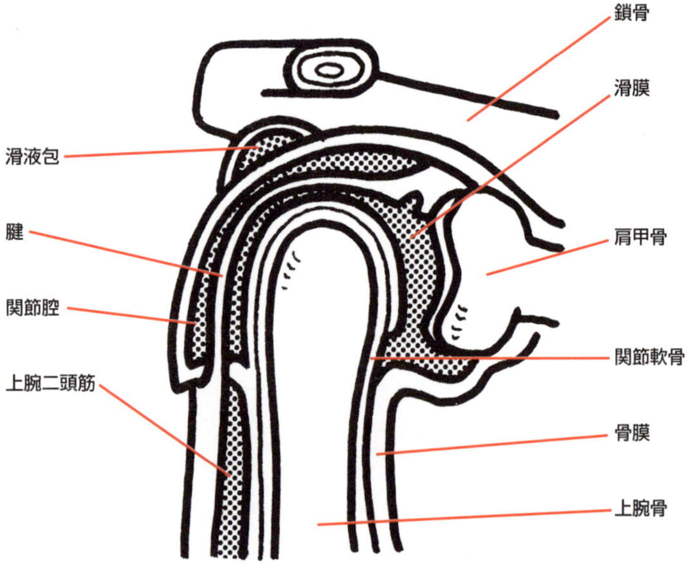

解説

五十肩は40～50代の年代の人に起こりやすく、腕が上がらなくなったり、腕を後ろにまわす動作ができなくなったりします。通常は、１年から１年半くらいで自然に治る場合がほとんどですが、中には肩の関節が固まって動かなくなる状態、肩関節拘縮《こうしゅく》を長く残すこともあります。病院では五十肩と診断されても、別の病名がつけられることもあります。

●治療のポイント●

発病初期は、局所注射によって運動制限の症状が消えることがあります。しかし、腱板損傷などのない場合は、固定や安静はよくありません。初期の疼痛《とうつう》を解消するには、正しいストレッチとトレーニングで少しずつ可能範囲を拡げるようにしなければなりません。トレーニング量は、時間の経過とともに増やしていきます。石灰沈着性腱板炎や腱断裂などがある場合は、専門家の診断が必要です。いずれにせよ、大切なのは早期発見・早期治療。そして、中川式のストレッチ＆トレーニングを継続することで、重症にならずにすむ場合が多いのです。

➡ P83へ

10. 肘痛《ひじ》のチェック

自己診断のための主な症状と特徴

1. テニスやハンマー打ちなど、肘を酷使する作業を行なった。
2. 肘を屈折してもあまり痛くないが、手首や指の伸展に抵抗を加えると痛みが起こる。
3. 母指側手関節（手首）に抵抗を加えると痛むが、小指側手関節（手首）に抵抗を加えても痛まない。
4. 外傷によって痛んだり、運動の制限がある。
5. だんだん動きにくく、ひっかかりができ、突然ある角度から曲がらなくなる。

解　説

肘は3つの関節からなっています。ひとつは、屈折と伸展を可能にする上腕骨と尺骨とでなる腕尺関節、もうひとつは回内回外（掌を裏表にかえす）前腕のふたつの骨で橈骨《とうこつ》と尺骨の橈尺《とうしゃく》関節、最後のひとつが上腕骨と橈骨でなる腕橈《わんとう》関節です。運動で起こる肘の故障の代表は、テニス肘（外側上顆炎とよばれる）です。テニス肘や作業などによる故障の初期は、肘の外側がずきずき痛み、休めば治りますが、作業を繰り返しているとより強い痛みが再発する状態です。外傷の場合は、離断性骨軟骨炎があります。関節内の軟骨が遊離して遊離体が関節内部を移動したり、またその遊離体が関節内液を栄養にして大きくなり、やがて関節内部を移動できなくなることで、運動制限の原因になることがあります。これを関節鼡《かんせつねずみ》といいます。

●治療のポイント●

痛いからと、肘を固定するのはよくありません。むしろ手関節（手首）を固定して、手関節の伸筋群の緊張をゆるめるほうがよいでしょう。ほとんどの治療は専門医にまかせるしかありませんが、肘《ひじ》関節を拡げるストレッチと筋力強化のトレーニング（腕立状、アームカール、リストロールなど）は、肘《ひじ》痛防止に大いに効果があります。 ➡P100へ

■肘《ひじ》関節の構造

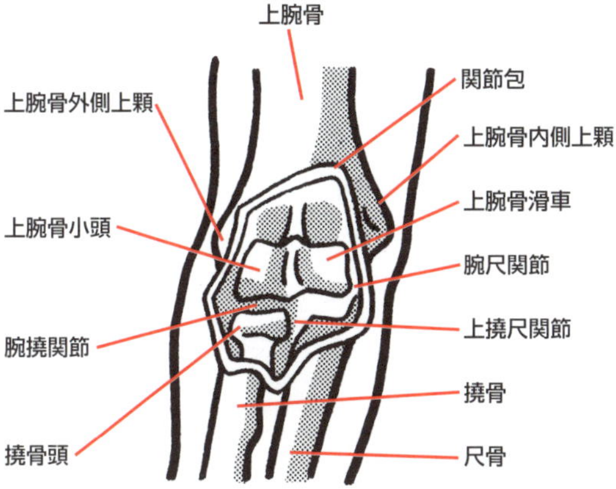

（左）
■前腕を外側に向けたときの筋肉の骨と動き

（右）
■前腕を内側に向けたときの筋肉の骨と動き

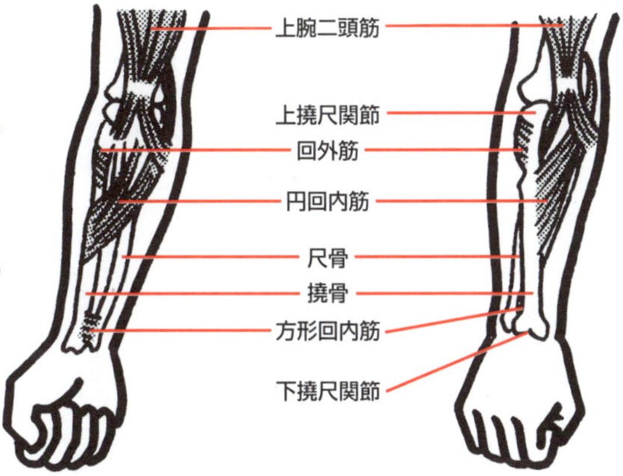

11 膝《ひざ》痛のチェック

自己診断のための主な症状と特徴

1. 通称「お皿」の下が痛い。
2. 脚がO脚に変形する。
3. 脚がX脚に変形する。
4. 「お皿」の内側（裏）が痛い。
5. 膝《ひざ》の裏側が痛い。
6. 膝《ひざ》の内側が痛い。
7. 膝《ひざ》の外側が痛い。
8. ひねると膝が痛い。
9. 膝《ひざ》に水がたまる。
10. 膝《ひざ》を前方へ動かすと後方へ動く。
11. 膝《ひざ》が反る。
12. 関節の中が痛む。

●膝《ひざ》関節の構造（側面）

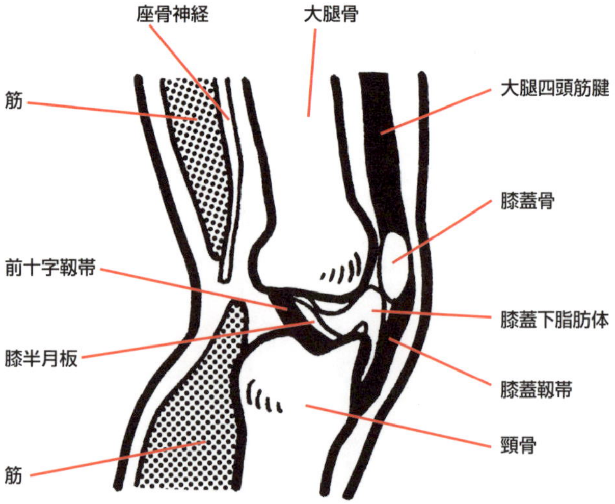

解　説

膝は人体の中で一番、地面からの衝撃や体重重力に対してショックをやわらげる作用をする関節です。しかし、関節自体の構造は、股関節のように組み込まれたものではなく、上下の骨が複雑な腱やじん帯で連結されていますので、故障を起こすメカニズムも非常に複雑です。一般的には膝内障《しつないしょう》という名称で呼ばれ、内視鏡やX線、MRIで検査をします。変形性関節症、オスグットシュラッテル氏症、棚《たな》障害、膝蓋骨《しつがいこつ》軟骨軟化症、半月板損傷、十字靱帯《じゅうじじんたい》損傷、内外側側副靱帯《ないがいそくそくふくじんたい》損傷、反張膝、O脚、X脚などがあります。外部から大きな衝撃を受けたり、急激な変化が見えていたり、激痛があったりした場合は、病院での診察と治療が必要です。しかし、それ以外であれば、正しいストレッチ＆トレーニングで十分回復することが可能です。変形の目安は、正座がしにくくなることや、階段の昇降、とくに降りる時に膝が痛むことです。

●治療のポイント●

関節の正しい位置を確保するためのストレッチを行ないます。コンディショニングしながらトレーニングを行ない、関節周囲の筋肉をつけます。「うさぎとび」「あひる歩き」などのトレーニングはけっして行なってはいけません。高齢による膝関節の変形症の場合は、安静は禁物です。体重オーバーの人で膝関節に故障がある場合は、まず減量することが治療の第一歩です。また、「水がたまる」のは体の防衛反応であり、水を抜くだけの治療は根本的な治療ではありません。カルシウム、たんぱく質を十分摂取して正しいトレーニングを行ないましょう。とくに高齢者の場合は、膝の故障が即運動不足につながり、筋力の低下をまねき、骨の老化による変形や脳の老化を早め、老人性痴呆症などの原因にもなりやすいのです。➡P102へ

私のストレッチ治療日記から／1

ゴールドコーストで悲鳴　女性ランナーの回復

私はホノルルマラソンツアーのインストラクターとして、もう20年以上も続けて何百人もの市民ランナーたちのコンディショニングを担当してきました。経験の浅いランナーは、ゴールと同時に足腰が立たず、膝やアキレス腱を痛めて戻ってきて、テントで待ち構えているマッサージや鍼といった治療にかかっています。しかし、私のツアーのランナーたちは、事前にランニングのアドバイスをしていることと、戻ってすぐにストレッチベンチに座り、2〜3分ほど前屈をすることで、すぐにスタスタと歩いて帰れるようになってしまうのです。

同じツアーでゴールドコーストマラソンに参加したときのことでした。いつものように、ゴール後のストレッチベンチの指導をしていると、私のテントの外でギャーッという悲鳴が聞こえました。それは、身長180cmもあろうかという黒人女性で、全身がけいれんを起こし、4〜5人の男性に抱えられて医務班のところへ連れていかれるところでした。私は、彼らを呼び止めて私のテントに運ぶように言いました。さっそく、彼女にストレッチベンチに座るようにいい、膝を固定して硬直した全身を両手を前に伸ばしてもらいました。痛みに顔をゆがませながら、ゆっくりと前屈をはじめた彼女でしたが、徐々に表情がゆるみ、3〜4分後には落ち着きをとり戻していま

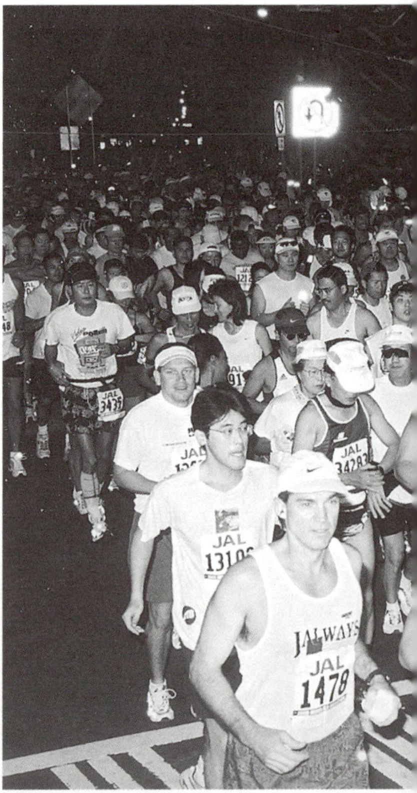

した。もうこれで大丈夫です、と彼女に立ち上がって歩いてもらいました。おそるおそる立ち上がり、ゆっくりと歩き出す彼女は、不思議そうな顔をしてこちらをみました。やがて、にっこりとした笑顔で感謝のキスを頬にしてくれたのでした。

彼女が帰ったあと、それを見ていたある陸上選手がやってきました。このストレッチベンチを試させてくれというのです。承知して試させてあげると、今度はこれを売ってくれというのです。私は、国際親善にと一台その選手に差し上げたのでした。

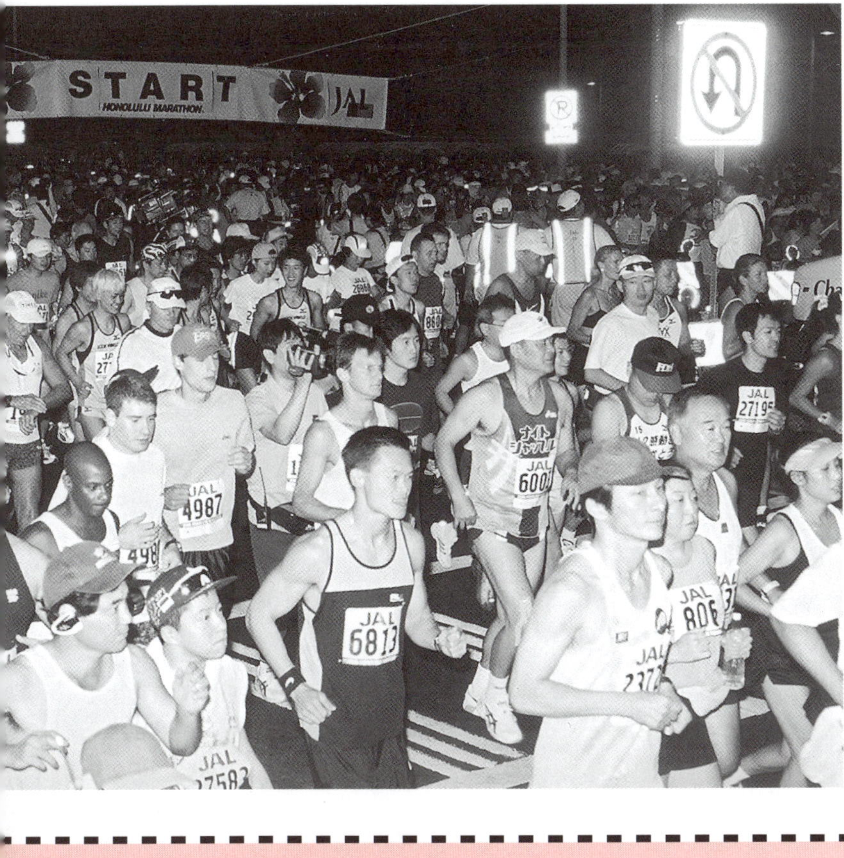

■腰痛 Q & A

Q ぎっくり腰やヘルニアは、MRI検査が必要なんですか？

A MRIは、水素原子の動きを電磁波の変化として画像化したものです。そのため、X線では映らない脊髄、神経、軟骨、脳等を画像として映し出してくれます。従って、椎間板ヘルニアや圧迫骨折、腫瘍、半月板損傷等は、MRI検査でのくわしい診断が必要なのです。

一般にいうぎっくり腰は、安静にしていても1週間位で痛みが消えるものをさします。しかし、それ以上痛みが続いたり、繰り返し起こすようならば、椎間板ヘルニアであることが多いのです。1週間もの安静は筋力の低下をまねき、弱化によって再発もしやすくなるため、中川式では一刻も早く、椎間関節のゆがみを正し、神経が動きにくい状態を解除し、筋力の回復後も続けて治します。ストレッチベンチの前屈により、足裏から首筋まで一気にストレッチし、緊張を取り除きます。回復の目安は、前屈度の進みぐあいです。痛みやしびれの場所により、どこにヘルニアがでたのかを判断します。また、腰部、仙骨部は触診によっても判断することができます。

Q 体重が増えると、なぜ腰や膝によくないと言われるのですか？

A 体重が増えること自体は悪くありません。しかし、過食や運動不足によって体重が増えてしまった場合、関節をサポートする筋力はそのままなのに、各関節への負担は増えています。その負担に耐えられなった関節は、正常な機能が働かなくなります。ですから、体重が増えたことにより、椎間板に余分な圧力が加わって腰の骨と骨の間隔が狭くなり、ヘルニア突出や分離、すべり、椎間板の異常を起こしやすくするのです。とくに膝は、身体の中でもっとも体重を支え、衝撃を緩和してくれますので、その影響を一番うけてしまいます。半月板を損傷したり、水がたまったりする度合いもぐんと増えるのです。

Q では、簡単で正しい減量法はどんなものがあるのでしょう？

A ほとんどの場合、ダイエット広告は誇大広告だと思ってまちがいないでしょう。正しいダイエットとは、運動と併行して行なわれなければなりません。幸い脂肪を燃やす運動に激しいものはなく、余分な脂肪を燃やす運動は、ウォーキングや軽いジョギング、スイミング等を30分以上続ける程度のものです。これらの運動は、炭水化物と脂肪をエネルギー源として消費します。また、正しい食事も大切です。体重の増える人は、摂取カロリーと消費カロリーのバランスが悪いのです。カロリーの消費の順番は、最初にご飯やパン、うどんなどの炭水化物、つぎに脂肪です。ですから、炭水化物を多く摂取すると、一日のカロリー消費のほとんどを炭水化物で行なってしまうので、脂肪を燃やすことができないのです。ビタミン・ミネラルなども上手に摂取して、筋肉をおとろえさせないためにたんぱく質を中心に取り、炭水化物が少なめになるような食事のメニューを考えましょう。

PART 2

がんこな痛みを治す中川式治療のすべて！

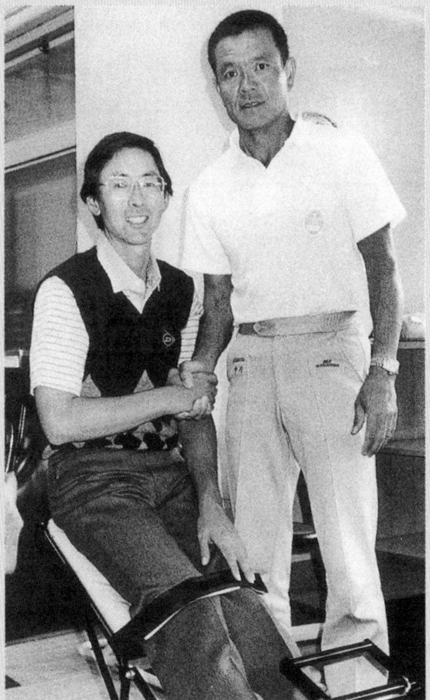

長い間トレーナーとしてゴルファーのデビット石井プロにコンディショニングと下半身強化をアドバイスしている

■中川式治療の基本的な考え方

外科手術は、あなたにとって本当に最善の治療ですか？

私がこれまで治療してきた腰痛患者は30万人以上にのぼります。そのほとんどは、医者から外科手術で痛みをとるようにすすめられた人たちばかりです。私の経験では、外科手術をすることなく、リスクの少ない安全なストレッチをメインとした治療を行なうことで、腰痛を持つ患者の約90%は治ります。ただし、なによりも大切なのは、患者さん個人の「自分で治そう！」という強い意欲です。トレーニングは、がむしゃらにすることはありません。自分の症状や体力に応じた範囲で行なえばよいのです。腰痛・肩こり・関節痛に悩む皆さん、ぜひ安心して中川式ストレッチを実行してください。

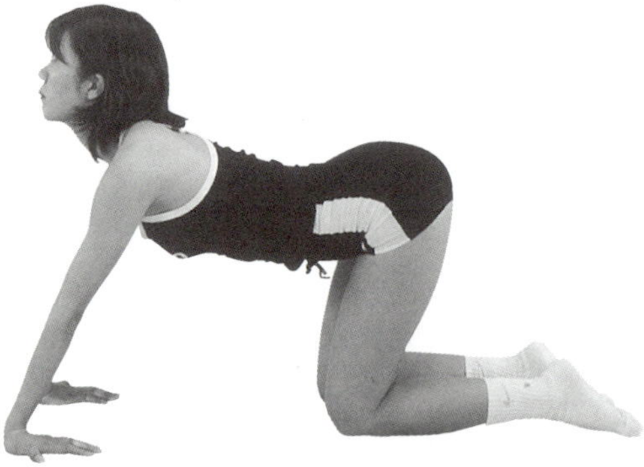

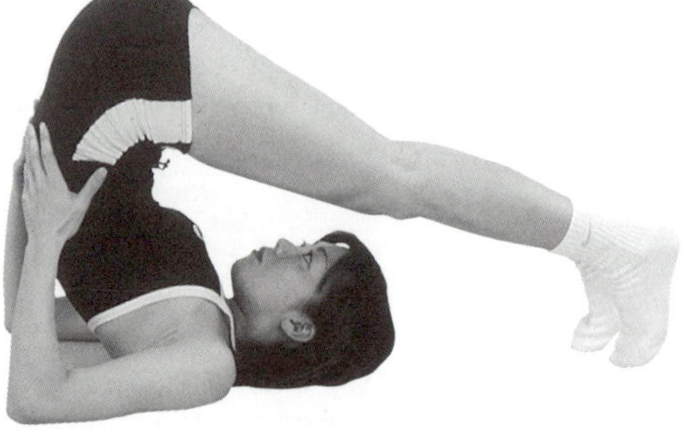

中川式基本理念

① **各関節の正しい間隔を取り戻す**

ストレッチを行って関節のゆがみ等をもとに戻します。

② **筋力を適切に強化する**

トレーニングにより筋力を強化することは、骨や関節を支える力をアップすることになります。とくに腹筋と背筋と脚筋力を鍛えます。

③ **柔軟性と筋力強化で、神経の通り道を正しい位置に戻し、血行をよくする**

ゆがんだ神経路を改善することによって、神経の圧迫による痛みをやわらげます。また、血行が悪くなると、新陳代謝も悪くなり故障の回復も遅れてしまいます。

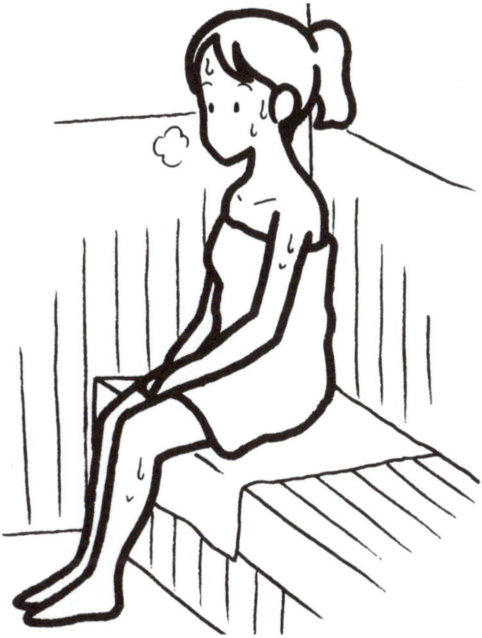

■ストレッチ＆トレーニングで治す

中川式ストレッチの実践治療

私は大学でスポーツ医学を学び、これまでプロスポーツ選手をはじめ、多くの患者に接してきました。そして、それらの現場でスポーツなどによるさまざまな故障の対策や治療をしてきたのです。そうした多くの経験の中で、中川式というオリジナルの腰痛治療は開発されました。中川式の治療法は、大きくわけると次の3つです。

① **基本ストレッチ**
② **中川式ストレッチと諸治療の組み合わせ**
③ **適切な筋力トレーニング**

この3点をミックスし、腰痛・肩こり・関節痛を治します。

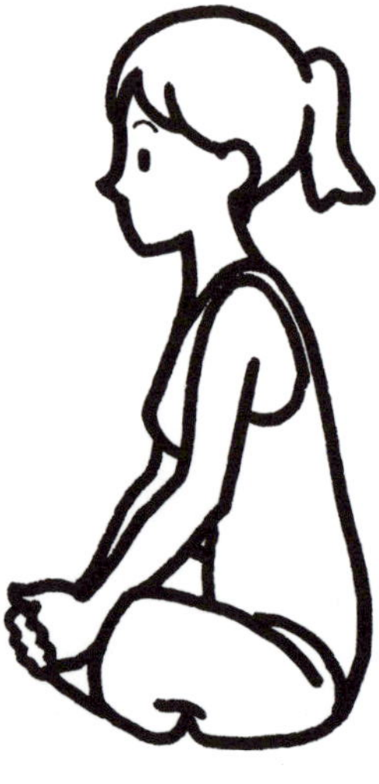

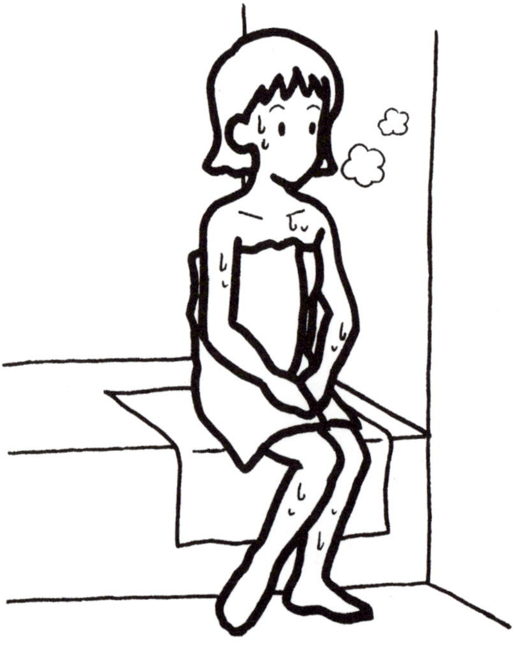

鞍ヶ池《くらがいけ》ヘルスケアで行なわれている治療ステップ

① **各関節の正しい間隔を取り戻す**

ストレッチを行なって関節のゆがみ等をもとに戻します。

② **筋力を適切に強化する**

トレーニングにより筋力を強化することは、骨や関節を支える力をアップすることになります。とくに腹筋と背筋と脚筋力を鍛えます。

③ **柔軟性と筋力強化で、神経の通り道を正しい位置に戻し、血行をよくする**

ゆがんだ神経路を改善することによって、神経の圧迫による痛みをやわらげます。また、血行が悪くなると、新陳代謝も悪くなり故障の回復も遅れてしまいます。

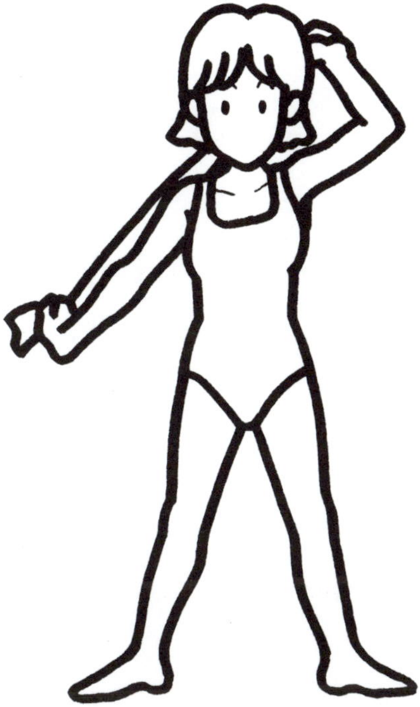

■そして柔軟性を取り戻す

治療の効果を段階的に実感

治療の過程において、患者さんは次の段階ごとに回復していることを実感できます。

1. **やっとストレッチできる程度になった。**
2. **段階ごとにストレッチに筋肉強化が加わり、体が思うように動かせるようになった。**
3. **ジョギングやエルゴメーター（固定式自転車）、スイミングなどを積極的に行なうようになった。**

これらの実感は、中川式治療の効果が段階的、そして確実に出ている証拠なのです。

中川式治療の効果

① 体の柔軟性が向上する
② 弱い筋肉が強化され、筋肉のアンバランスが是正される
③ 各関節の間隔やゆがみが正常な位置に戻り、血行がよくなる
この結果痛みがやわらぎ、故障が治っていく

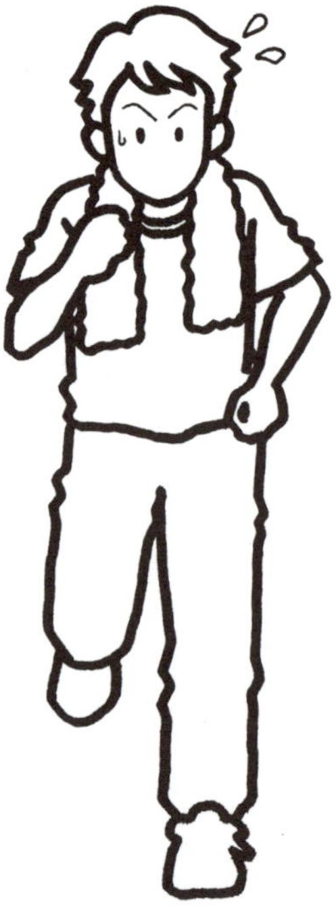

毎日のストレッチで体の柔軟性などをキープする

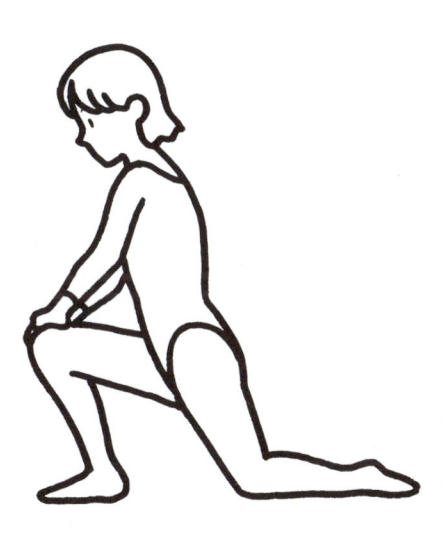

ストレッチ＆トレーニングを早朝毎日行ないましょう。けっして無理はせず、自分にあった運動量で行ないます。慣れてきたら、徐々に運動量を増やしていってください。毎日少しずつ行なうことで、柔軟性・持久力・筋力がついていき、またそれらを保つことができるのです。症状の軽い人なら、1〜2週間くらいで効果がでてきます。

根気よくコツコツと

最も大切なことは「自分で治そう！」という強い意欲です。もう治ったと思っても、毎朝のストレッチは続けましょう。ストレッチは1日怠けると体の柔軟性が失われ、再発を招くことになります。毎日のストレッチ＆トレーニングは、再発防止に役立つだけでなく、あなたに健康な毎日を約束してくれるのです。

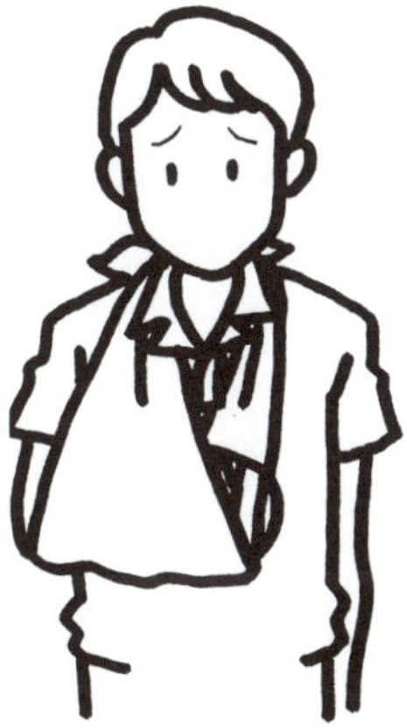

骨折や内臓疾患はストレッチ治療ができない

骨折や内臓疾患からの腰痛は、当然ながらストレッチ＆トレーニングで治すことはできません。

■ストレッチ＆トレーニングの基本

中川式ストレッチ＆トレーニングは、誰でも簡単にできるやさしいものですが、いくつかの注意すべき点があります。これらの注意点を頭にいれながら、安全に、そしてより効果的に治療を行ないましょう。

ストレッチ＆トレーニングの原則

①無理なく自分のペースで行なう。
②自分の体力と柔軟性に合わせて行なう。
③最初は軽く、徐々に段階的に行なう。そのほうがより効果的。
④必ず毎日行なう。人間の体は1日でも使わないと硬くなる。
⑤日々レベルをあげて行なう。回数と時間を徐々に増していく。
現状維持ではなく向上心が大切。
⑥どの筋肉、どの関節を伸ばしているのか、はっきり意識して行なう。

ストレッチ＆トレーニングの基本

①腰を中心に、各部毎に体全体をまんべんなく使う。
②体を曲げるとき、反動ではなく筋肉を使う。
③呼吸は自然のままで、息を止めない。
④曲げる限界がきたら、20～30秒そのまま停止する。
⑤ダンベルなどを使用した場合は、10回ほどで筋肉が耐えられる重さのものを使用し、これを1セットとする。これを2～3セット行なう。

ストレッチ＆トレーニングの効果

中川式治療法は、「いかに早期のうちに効率よく治すか」の工夫がされたものです。その効果は、大きくわけて次の3つです。

① **体の柔軟性を高める。**

柔軟性とは、関節の可動域が広く、筋の弾力性に優れていることです。しなやかな動きは体への負担を軽くします。スポーツプレイヤーにとっても柔軟性があるということは、パワーとスピードをアップさせる大きな要素のひとつです。

② **筋の質を高める。**

ストレッチによって体の新陳代謝が活発になり、刺激しに対して素早く反応する筋になると、ケガの少ない強い体になります。

③ **各関節のゆがみを正しい位置に戻す。**

神経の通り道が修正されると、血行がよくなります。血行がよくなると故障部は治療され、痛みをやわらげ、継続していくうちに故障の起こりにくい体になっていきます。

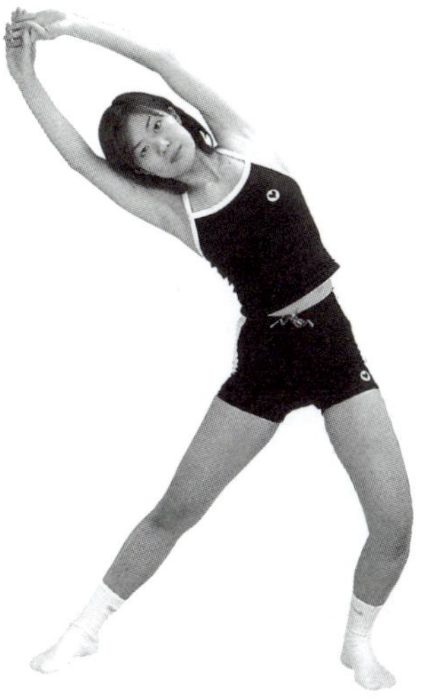

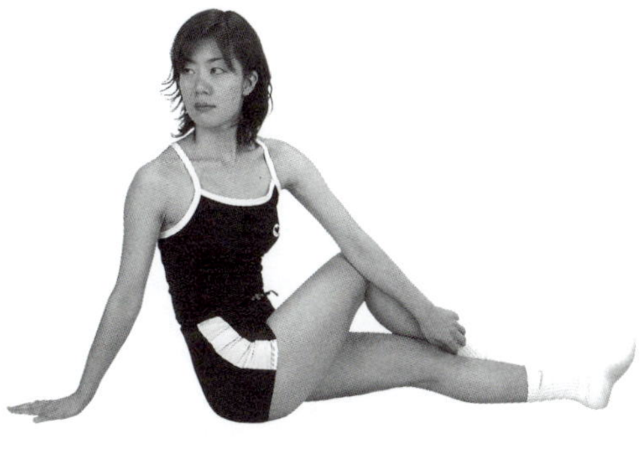

私のストレッチ治療日記から／2

医療機器での診断も絶対ではないのです。
阪神の掛布選手の場合

私は、阪神タイガースでトレーニングコーチをしていたころがありました。吉田監督のもと、掛布選手が現役で活躍していたころです。

あれは、広島球場での試合中のこと。掛布選手が、右手首にデッドボールを受けてしまったのです。ベンチにいた私は、当たったボールがはねもせず、ぽとりと落ちるのを見ました。「これは骨折だ」直感でそう思いました。私は、ベンチに引き上げてきた彼の右手首をすぐさま診たのです。彼の肘から介達刺激を与えると、とても痛がります。介達痛は骨折の徴候のひとつなのです。この様子をみて、私は吉田監督に彼が骨折をしていると申し出て、彼はすぐに病院へ行くことになったのです。病院では、レントゲンをとったのですが、その結果は異常なし。骨折はしていないと言います。私はそんなはずはないと抗議しましたが、結局、掛布選手は甲子園に戻ることになりました。戻ってからチームドクターにもレントゲン検査で診てもらったのですが、ここでも異常はなく、骨折はしていないと言います。納得できない私は、監督に再度詳しい検査をしてもらうように申し出ました。

次の日、東京遠征であったので、順天堂大学まで行き、レントゲン精密検査を行ないました。そして、ここではじめて骨折であることが明らかになったのです。レントゲンなどの医療器機での検査は、医療の現場において主流になっている診断方法です。しかし、人間の反応はレントゲンやCTスキャンなどで100%わかるものではないのです。

今も、腰痛患者のほとんどが、レントゲンやCTスキャンといった医療器機での検査を行ない、診断されています。しかし、この診断結果を100%信用することはたいへん危険なことです。異常なしと診断され、なんの処置もされずに悪化してしまうケースも少なくありません。目に見えないことで探しきれない異常も、正しいメカニズムを把握していれば、簡単に見つけだし、判断することができるのです。

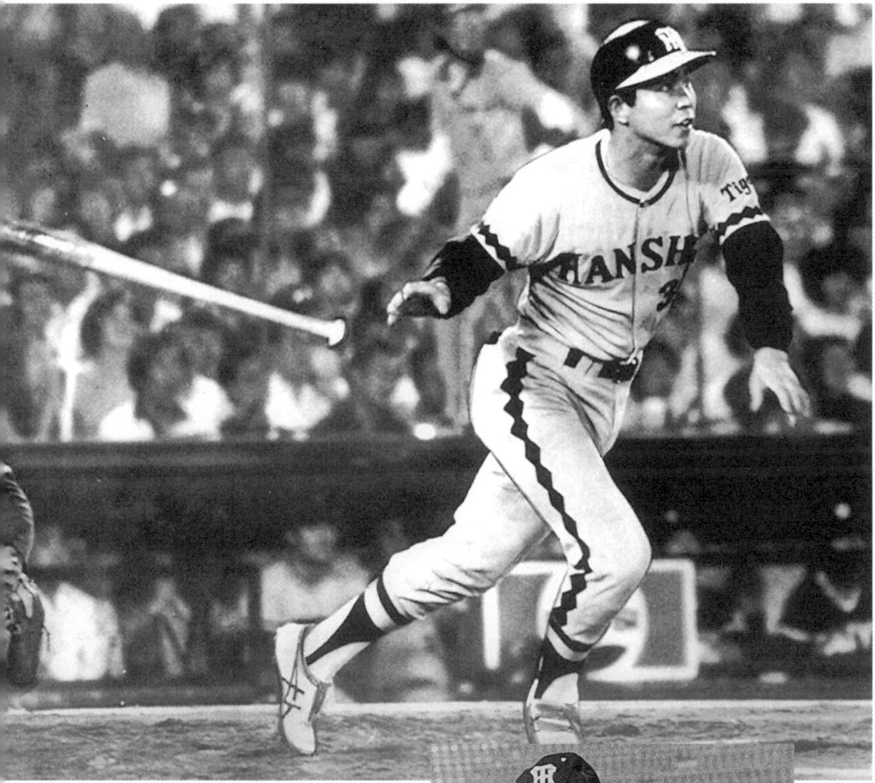

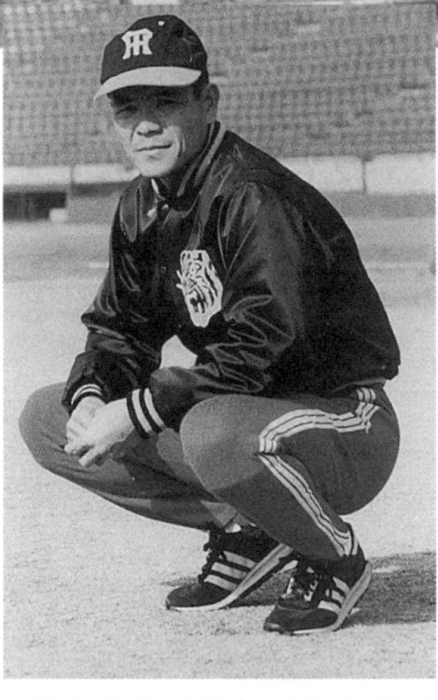

著者、阪神のトレーナー・コーチ時代。このころスポーツ紙に「阪神に監督が2人いる!?」と言われ、太った江夏・田淵選手の体質改善が話題になった

1 腹筋・肩周辺の筋を伸ばす

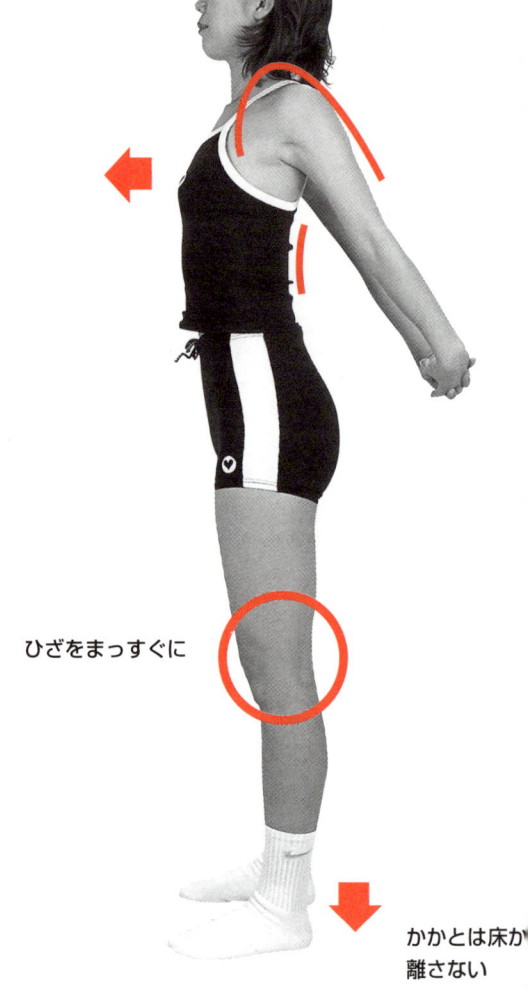

1. 足を肩幅に開いて立ちます。肩をあげずに両腕のヒジを伸ばし、手を後ろで組みます。このとき、かかとを床から離さないようにします。

2. 肩を下げたままヒジを伸ばし、ゆっくり胸を前方につきだすようにして、10～15秒間胸をはります。

3. 後ろにもたれるようなつもりで行ない、かかとから踏みしめて、歩きながらやってみるのもよいでしょう。

ポイント

＊肩は上がらないようにしましょう。
＊かかとは、床から離れないようにしましょう。

2 体側の筋・肩周辺の筋を伸ばす

1. 両足を肩幅より広めに開き、両腕を前から頭の上に高く上げ、①のように右手で左の指先か手首をにぎります。

2.左耳に左腕をつけ、そのまま息を止めずに、右手でゆっくりと左腕を伸ばします。少しずつ息を吐きながら体を横に曲げていきます。このとき、右ヒザが曲がらないように注意しましょう。

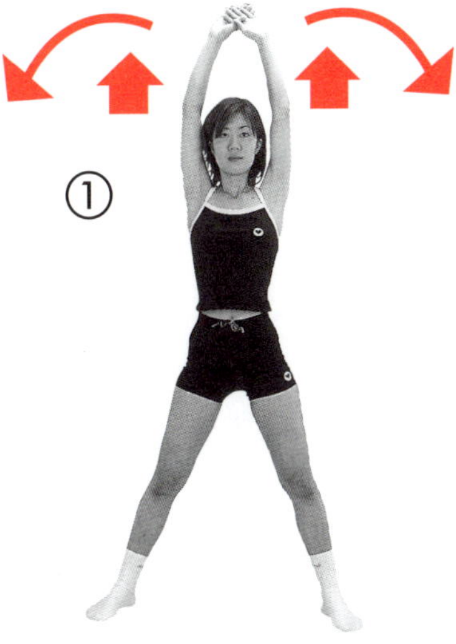

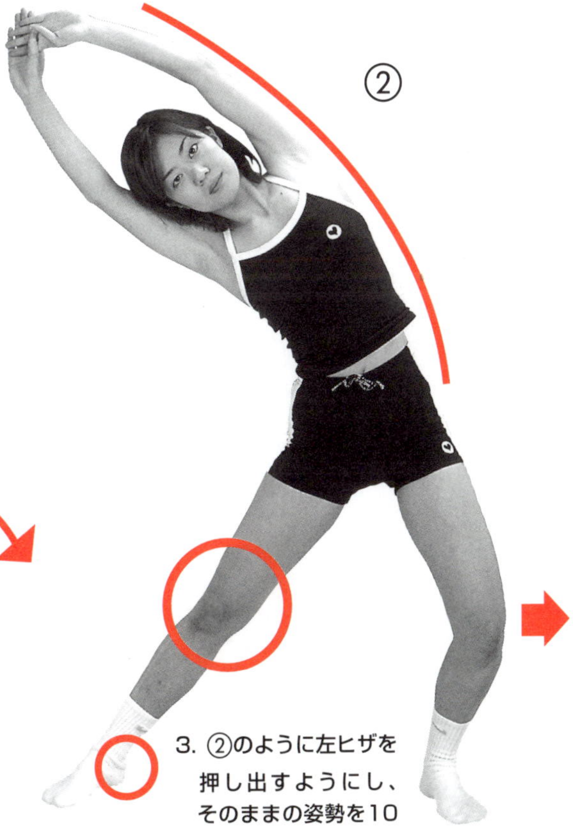

3. ②のように左ヒザを押し出すようにし、そのままの姿勢を10～15秒間保ちます。

4. 体をゆっくりと戻し、手を逆ににぎりかえて、反対側も同じように伸ばします。左右とも無理のない程度に伸ばしましょう。

ポイント

＊全体の動きを通して、かかとは床から離さないようにしましょう。
＊左右それぞれの体側を伸ばしたとき、ヒザが曲がらないようにしましょう。

3 股《こ》関節・大腿部《だいたいぶ》側面の筋・臀《でん》筋・腹筋を伸ばす

1. 両足をまっすぐ伸ばして座り、次に上体を起こして右ヒザを立てるようにして右足を手前に引きます。

2. 右足を左足と交差させ、上体を右へゆっくりねじります。このとき、右の足の裏はしっかりと床につけてください。

3. そのままの姿勢を10～15秒間保ちます。このとき、上体をしっかり起こして腰を伸ばしましょう。

4. 足を組みかえて、反対側も同じように伸ばします。

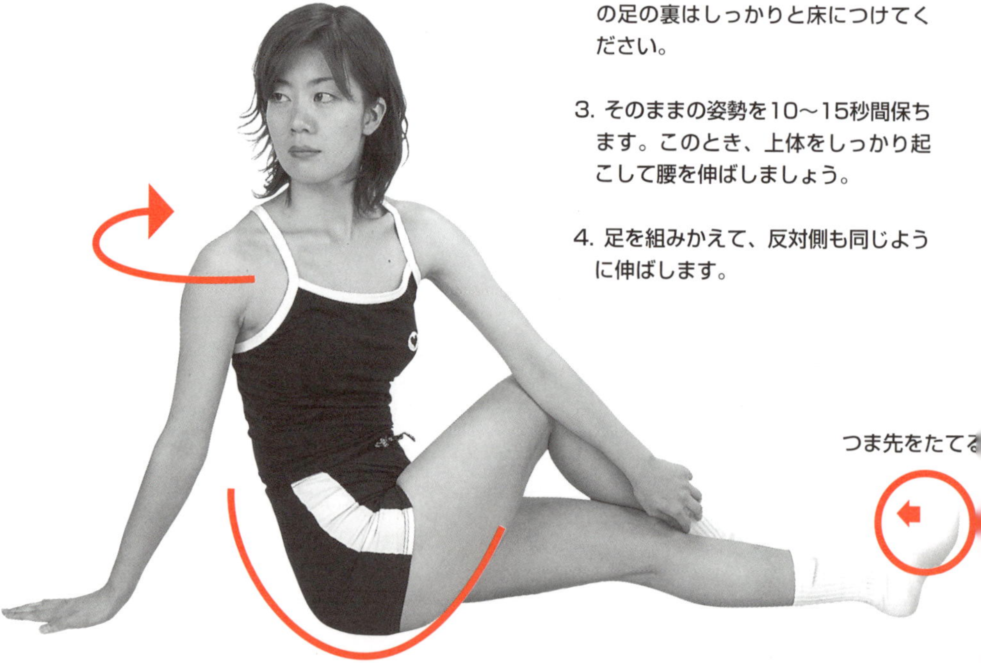

ポイント

＊引きつけた足はヒザを伸ばさず、足の裏は床から離さないようにしましょう。
＊伸ばしている方の足のつま先は、並行に伸ばさず上に立てましょう。
＊上体はしっかり起こし、背中が曲がらないようにしましょう。

4 股《こ》関節・内股《うちまた》の筋・腰筋・背筋を伸ばす

①

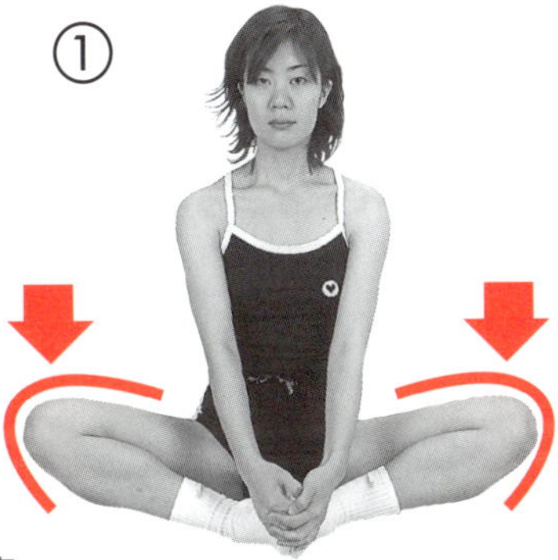

1. ①のように、両足の裏をつけ上体を起こして座ります。

2. ②のように、つま先を抱えるようにして両腕を前に出し、腰から倒して5秒間倒して前屈します。

3. さらに上体を倒し、10〜15秒間前屈します。

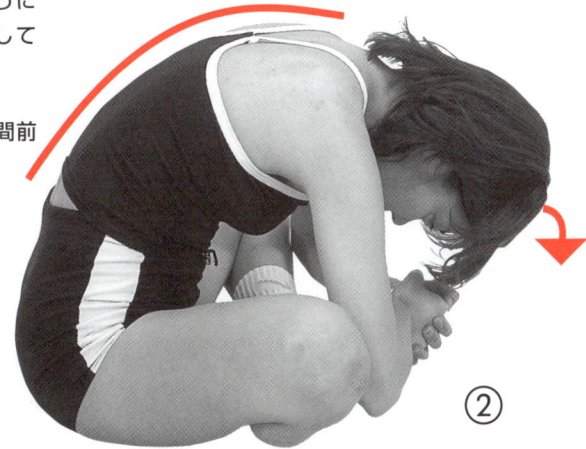

②

ポイント

＊上体はしっかり伸ばし、体を倒すときに背中が曲がらないようにしましょう。
＊両ヒザは、できるだけ床につけるようにしましょう。
＊前屈をするときは、つま先をつかんだまま、肩の力を抜いてヒジを曲げましょう。
＊前屈が無理なときは、腰を少し後ろに引いてみるとよいでしょう。

5 アキレス腱・下腿前部の筋・大腿《だいたい》部表側の筋・腹筋を伸ばす

①

1. 上体を起こして座り、左足を曲げて足の裏を尻につけるようにし、
手を頭の上で組んでそのままの姿勢で上体を前に倒します。

2. つぎに、組んでいる手を離し、床につけながら後ろに倒れ、
①のようにヒジをつきます。

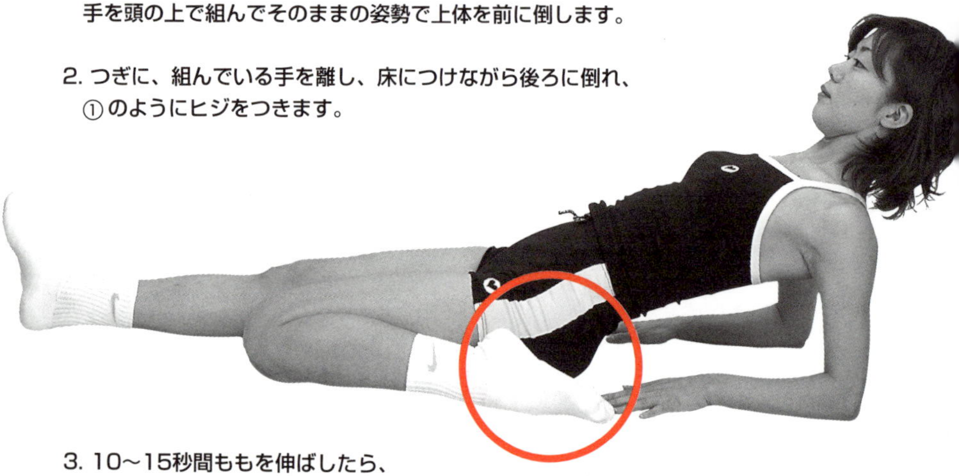

3. 10～15秒間ももを伸ばしたら、
ゆっくりと後ろに倒れて②のように体を伸ばします。

4. 足をかえて、反対側も同じように行ないます。

②

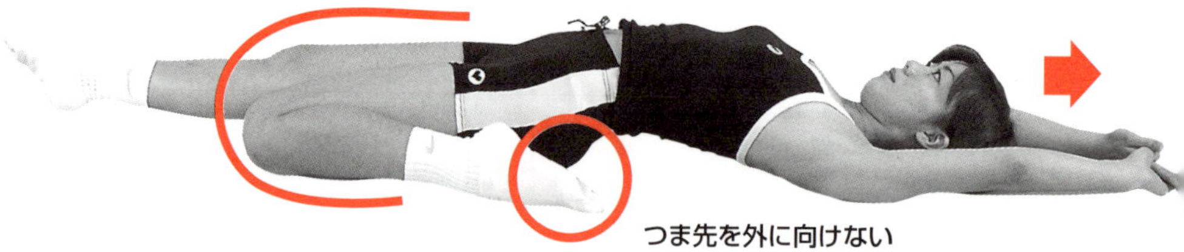

つま先を外に向けない

ポイント

＊曲げた方のつま先とヒザは、外に向かないようにしましょう。
＊床から肘をあげないようにしましょう。
＊上体を後に倒したとき、曲げている足のヒザを上げないようにしてください。
もし、ヒザが浮き上がってしまうときは、その前の段階でとめます。

6 股《こ》関節・ヒザ関節・大腿《だいたい》部裏側の側部の筋・内股の筋を伸ばす

1. あおむけに寝ます。

①

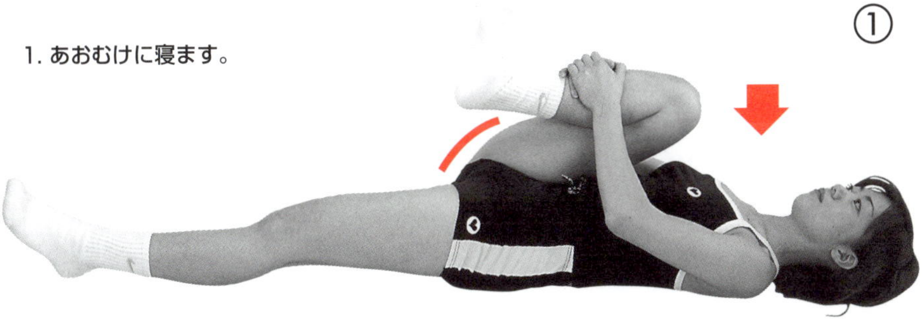

2. 胸にヒザをつけるようにして、5秒間足を抱えます。この姿勢に余裕があるときは、足の裏をつかんで、10～15秒間腰を伸ばします。

3. 次に、右足をねじり、5秒間抱えます。

4. 同じように反対側も行ないます。

②

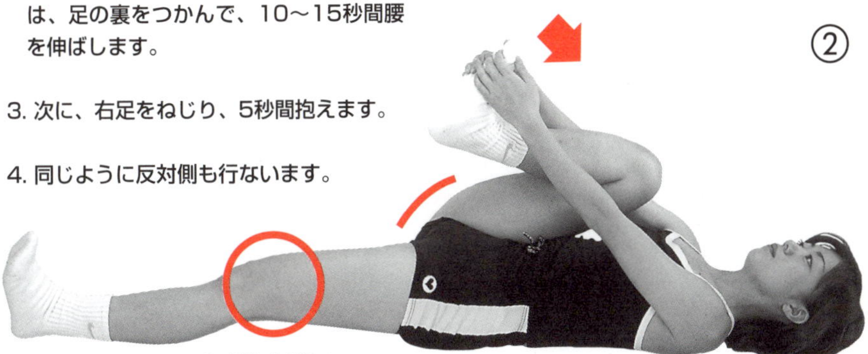

ヒザを曲げない

ポイント

＊両足とも足首を立てましょう。

＊伸ばした足のヒザは曲げないようにしましょう。胸にヒザがつかないからといって無理につけると、伸ばした足のヒザは曲がってしまいます。気をつけて行ないましょう。

7 腰背部筋・大腿《だいたい》部裏側を伸ばす

1. ①のつま先をつかんで、背中を丸くします。

2. ②のようにつま先をつかんだまま、ゆっくり後ろに倒れ、ヒザを頭に5秒間つけるようにします。

3.つぎに、手をはなしてゆっくり起き上がり、足の裏を床につけて③のように足首に手をまわし、ヒジを5〜10秒間床につけましょう。

4.この動作を2〜3回繰り返して行ないます。

①

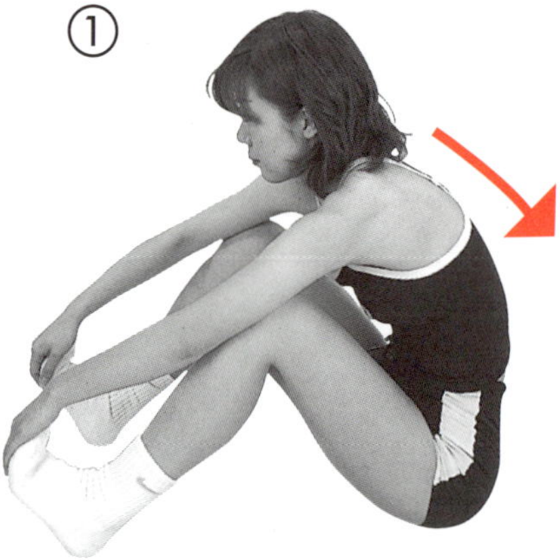

②

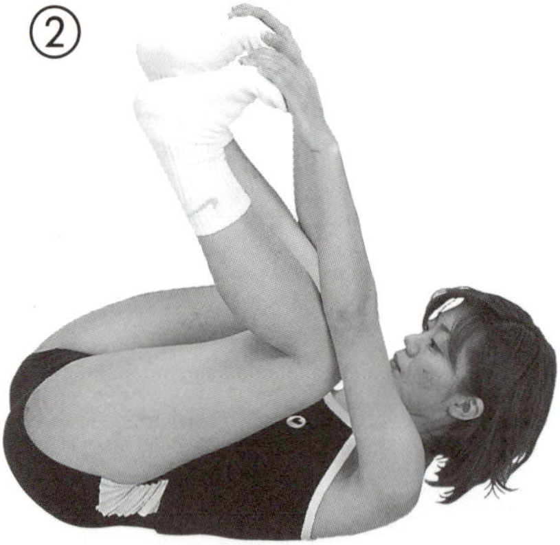

③

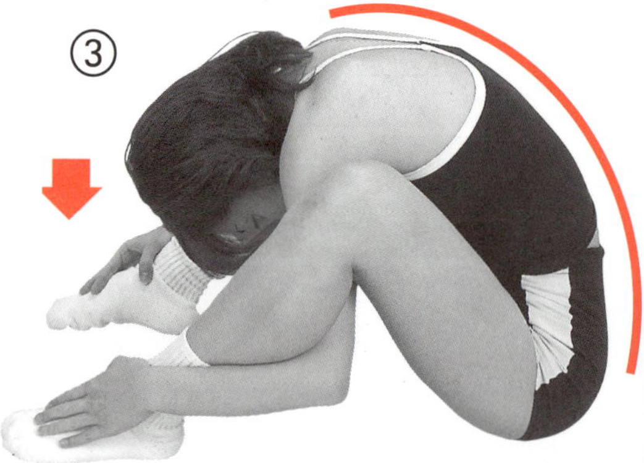

ポイント

＊後ろに倒れるときは、急がずゆっくりと行ないましょう。
＊③の動作でヒジがつかないときは、無理に曲げようとせずに、自分のストレッチ感覚で行ないましょう。

8 大腿《だいたい》部表側と腰を伸ばす

1. ①のように、あおむけになって寝て右足を上げ、足首を立ててヒザを曲げます。

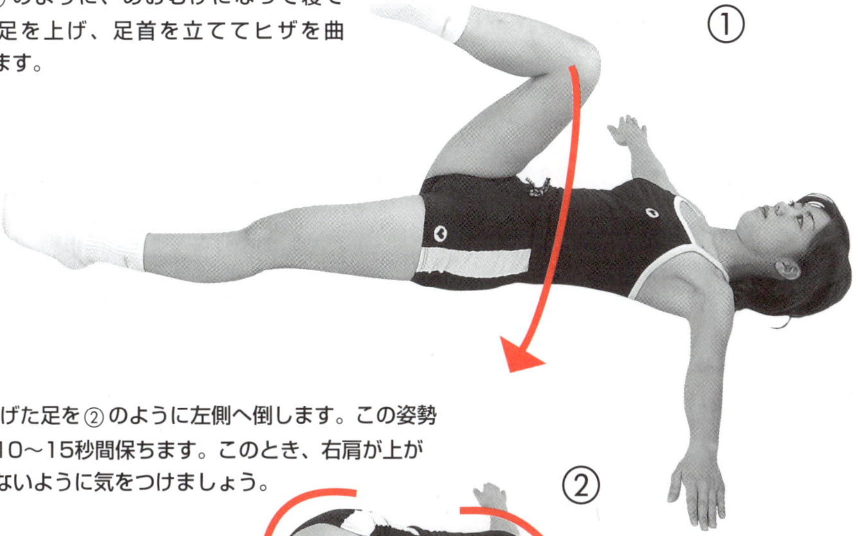

①

2. 曲げた足を②のように左側へ倒します。この姿勢を10～15秒間保ちます。このとき、右肩が上がらないように気をつけましょう。

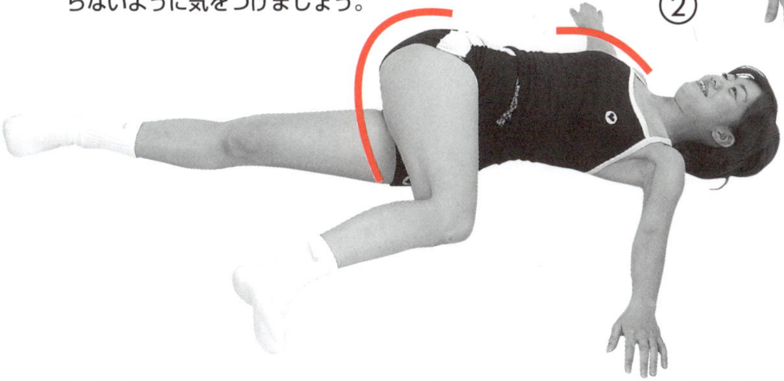

②

3. 足をかえて、同じように反対側も行ないます。

ポイント

＊足を倒すとき、肩が床から離れないようにしましょう。
＊ただ足を倒すのではなく、腰ごとひねるようにすると、肩も上がりにくく、腰の筋もよく伸びます。

9 股《こ》関節・ヒザ関節・大腿《だいたい》部裏側の側部の筋・アキレス腱・ふくらはぎを伸ばす

1. 足を広めに開きます。

2. 左ヒザを曲げて体の重心をかけます。このとき、左のかかとが床から離れないようにします。また、伸びている足の足首は立てましょう。この姿勢を10〜15秒間保ちます。

3. 反対側も同じように行ないます。

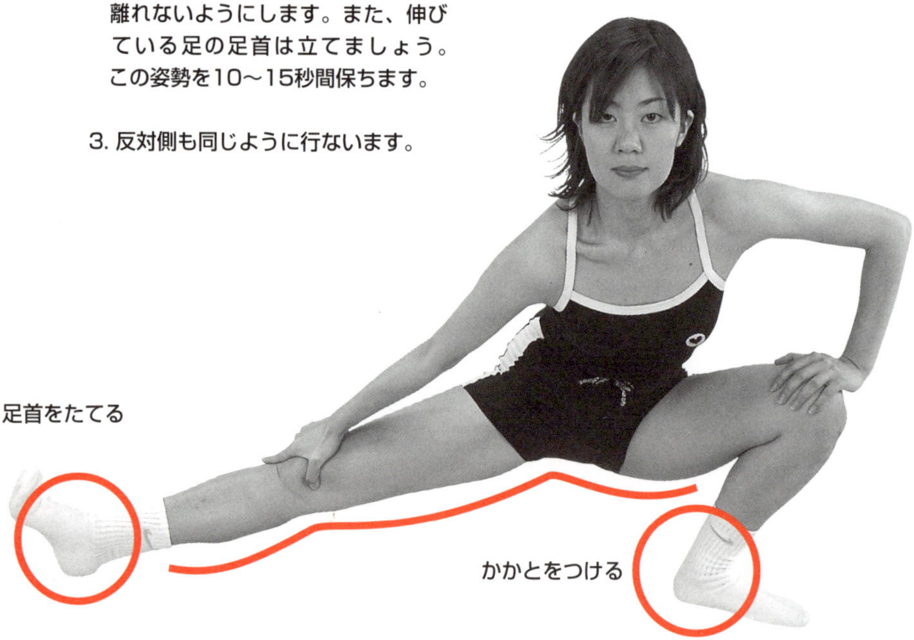

ポイント

＊上体はしっかり起こし、背中が曲がらないようにましょう。
＊曲げた足のかかとは、床から離れないようにしましょう。
＊伸ばしている足の足首は、しっかりと起こしましょう。
＊反動をつけず、ゆっくりと行ないましょう。

10 腹筋を緊張させて鍛える

1. あおむけに寝て両ヒザを立てます。

2. へそを見るような感じで頭を起こし、
①のように両手をヒザにのせます。

①

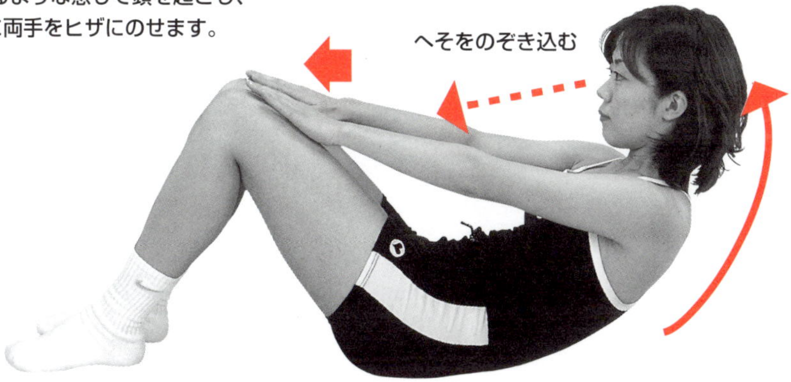

3. 次に、②のように右手を左ヒザの
上にのせます。このとき、頭は起
こしたままにします。

4. 手をかえて反対側も行ないます。

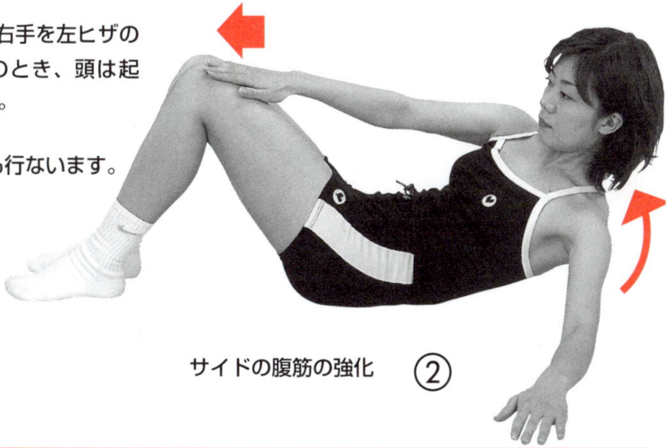

サイドの腹筋の強化　②

ポイント

＊頭を起こすときは、肩も一緒に上げるようにするとよいでしょう。
＊つねに腹筋の緊張を意識しましょう。
＊少しずつ回数と時間を増やしていきましょう。

11 背部のひねりを加えて腰の障害を予防し、腰臀《ようでん》筋から背筋を鍛える

①

1. うつぶせに寝ます。

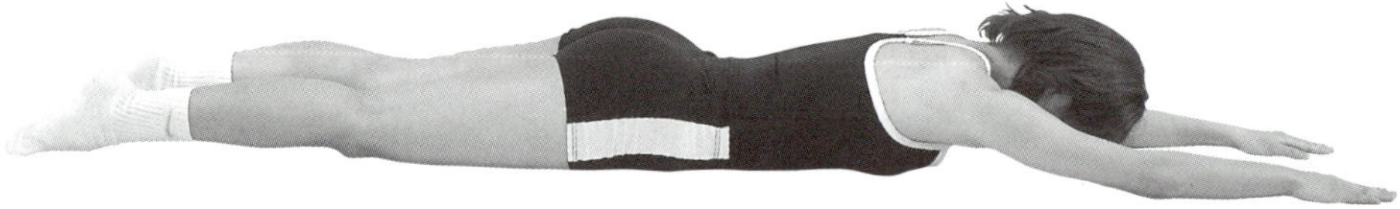

②

2. 右手と左足を②のように同じ高さくらいに上げます。

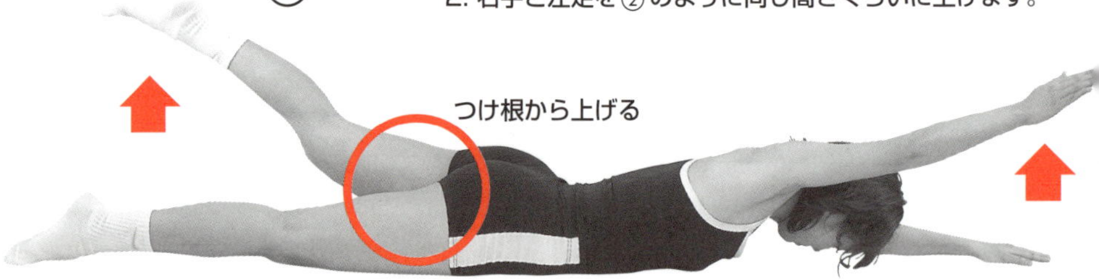

3. 反対側も同じように行ないます。

ポイント

＊足と手は、それぞれつけ根から上げましょう。
＊少しずつ、回数と時間を増やしていきましょう。
＊背筋のストレッチはいろいろな種類がありますが、このストレッチは、筋肉の使い方のバランスがとれていることや、ひねりが加わっていることで、骨や筋肉への負担が少なくなっています。

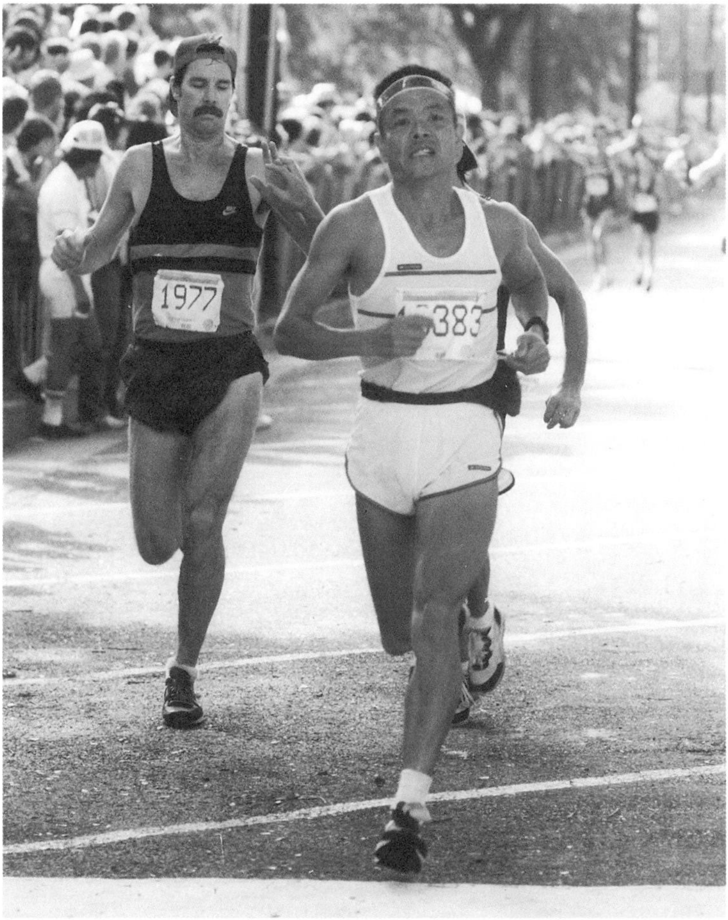

1988年ホノルルマラソンに出場した著者。
2000年まで連続21回出場している

■ぎっくり腰を治すストレッチ

1 腰椎と骨盤の角度を改善する

1. あおむけに寝て、両ヒザを立てます。

2. ゆっくりと上体を起こし、ヒザを抱えこみます。

3. そのまま5秒くらいじっとがまんします。このとき、視線はへそを見ます。

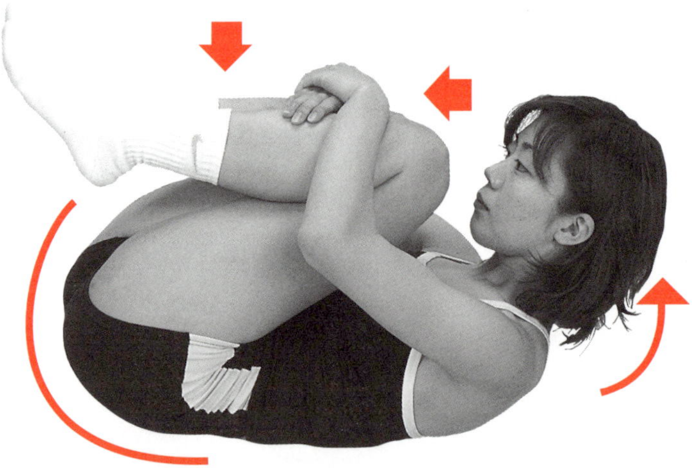

ポイント

＊上体とヒザを起こすとき、また姿勢を戻すときは、ゆっくりと行ないましょう。
＊腹筋にかかる力を感じながら行ないましょう。

2 腰椎の角度を正常に戻す

1. あおむけに寝て右足をあげ、足首を立ててヒザを曲げます。

2. 足首を立てたまま、右足を胸に引きつけます。

3. 足を交代して、反対側も同じように行ないます。

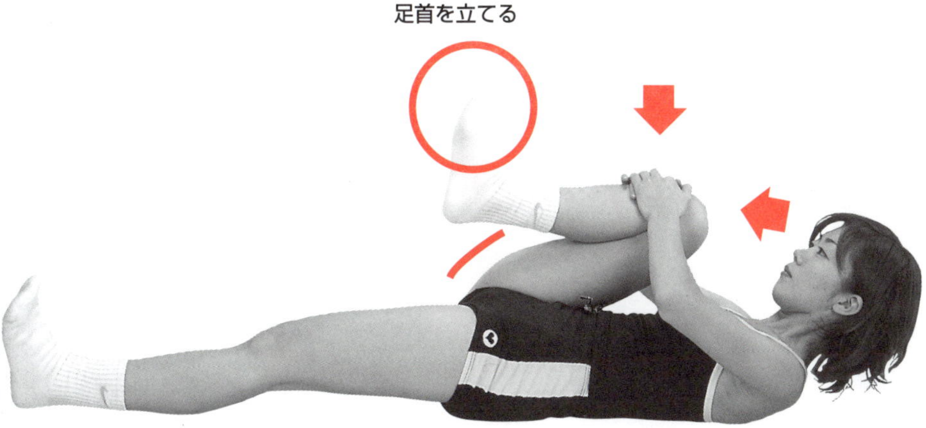

ポイント

＊伸ばしている足のヒザは、曲がらないようにしましょう。
＊引きつけた足は、しっかりと胸につけ、足首を立てるようにしましょう。

3 大腿《だいたい》部表側と腰を伸ばす

1. ①のように、あおむけに寝て右足を伸ばしまま上げ、足首を立ててヒザを曲げます。

2. 曲げた足を②のように左側へ倒します。この姿勢を10～15秒間保ちます。このとき、右肩が上がらないように気をつけましょう。

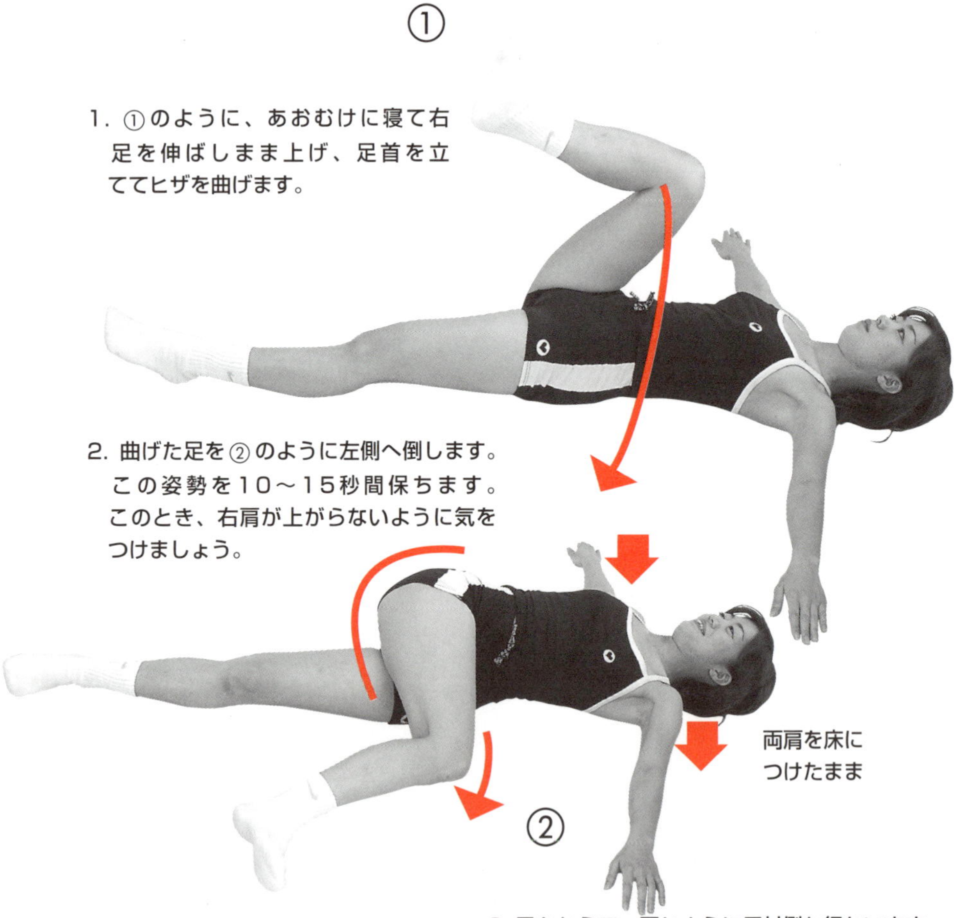

3. 足をかえて、同じように反対側も行ないます。

ポイント

＊足を倒すとき、肩が床から離れないようにしましょう。
＊ただ足を倒すのではなく、腰ごとひねるようにすると、肩も上がりにくく、腰の筋もよく伸びます。

4 股《こ》関節・大腿《だいたい》部側面の筋・臀筋・腹筋を伸ばす

1. 両足をまっすぐ伸ばして座り、次に上体を起こして右ヒザを立てるようにして右足を手前に引きます。

2. 右足を左足と交差させ、上体を右へゆっくりねじります。このとき、右の足の裏はしっかりと床につけてください。

3. そのままの姿勢を10～15秒間保ちます。このとき、上体をしっかり起こして腰を伸ばしましょう。

4. 足を組みかえて、反対側も同じように伸ばします。

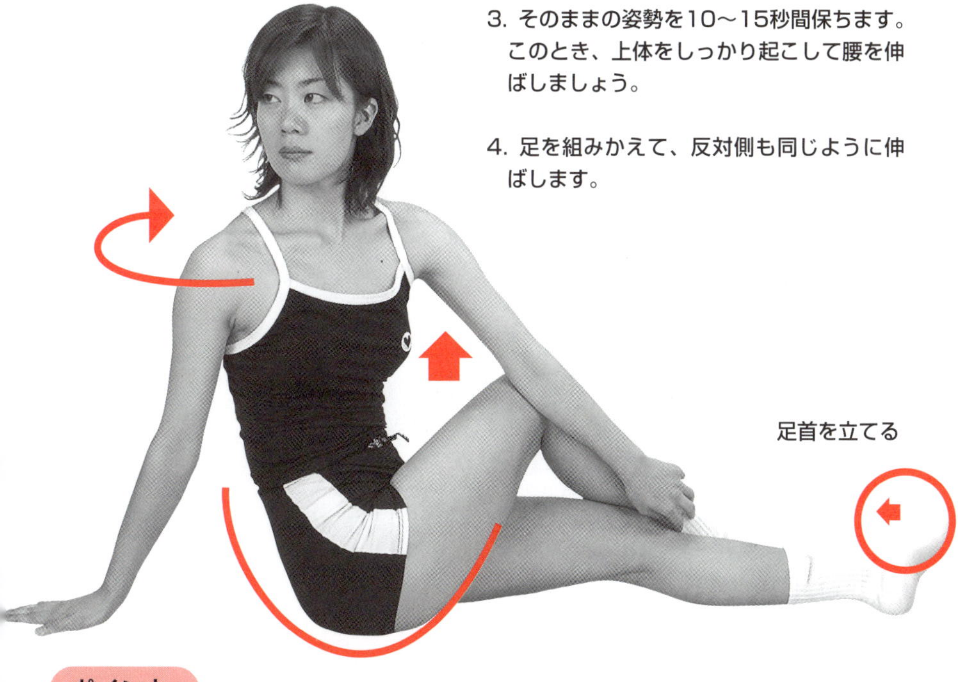

ポイント

＊引きつけた足はヒザを伸ばさず、足の裏は床から離さないようにしましょう。
＊伸ばしている方の足のつま先は、並行に伸ばさず上に立てましょう。
＊上体はしっかり起こし、背中が曲がらないようにしましょう。

1 ヒザに胸を引きつけ腰の緊張をとる

1. あおむけに寝ます。

2. 胸にヒザをつけるようにして、5秒間足を抱えます。
この姿勢に余裕があるときは、足の裏をつかんで、10～15秒間腰を伸ばします。

3. 次に、右足をねじり、5秒間抱えます。

4. 同じように反対側も行ないます。

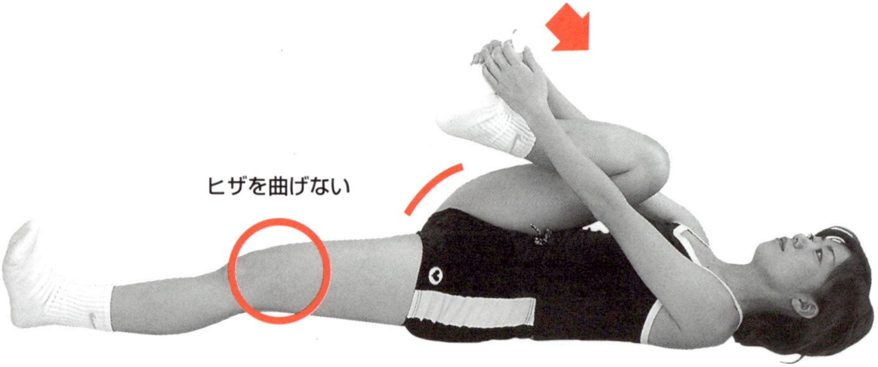

ポイント

＊両足とも足首を立てましょう。
＊伸ばした足のヒザは曲げないようにしましょう。胸にヒザがつかないからといって無理につけると、伸ばした足のヒザは曲がってしまいます。気をつけて行ないましょう。

2 内転筋（内股）を伸ばす

①

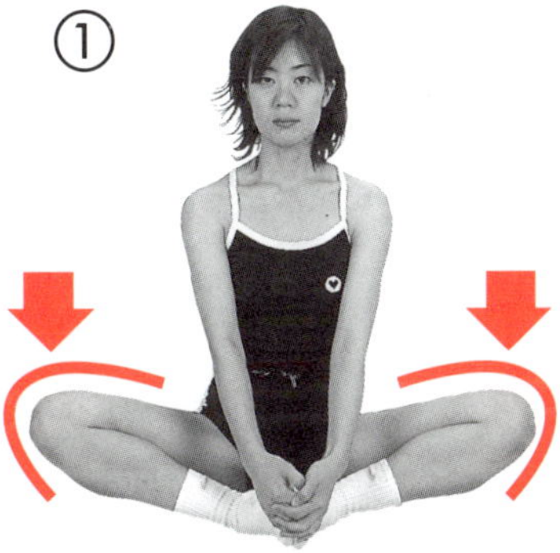

1. ①ように、両足の裏をつけ上体を起こして座ります。

2. ②のように、つま先を抱えるようにして両腕を前に出し、腰から倒して5秒間倒して前屈します。

3. さらに上体を倒し、10～15秒間前屈します。

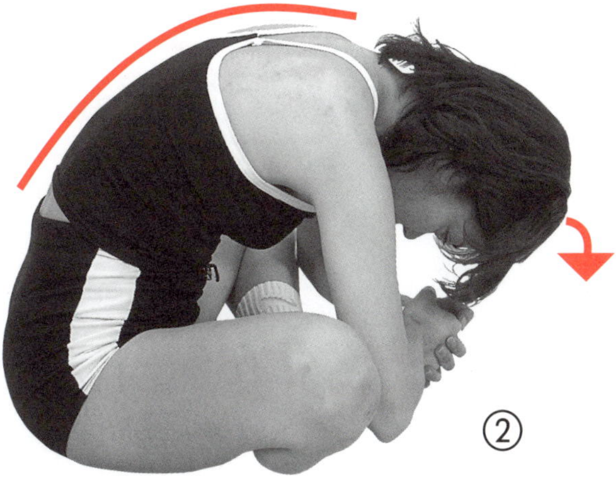

②

ポイント

＊上体はしっかり伸ばし、体を倒すときに背中が曲がらないようにしましょう。
＊両ヒザは、できるだけ床につけるようにしましょう。
＊前屈をするときは、つま先をつかんだまま、肩の力を抜いてヒジを曲げましょう。
＊前屈が無理なときは、腰を少し後ろに引いてみるとよいでしょう。

3 首からかかとまでを伸ばし腰椎角度を改善する

①

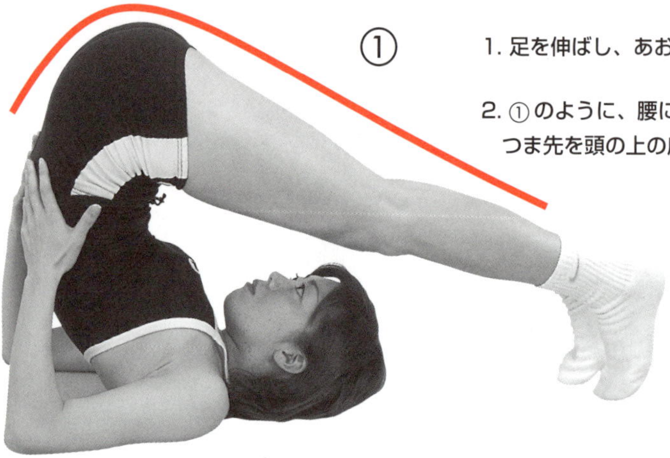

1. 足を伸ばし、あおむけに寝ます。

2. ① のように、腰に手をあてて足を上げ、つま先を頭の上の床につけます。

②

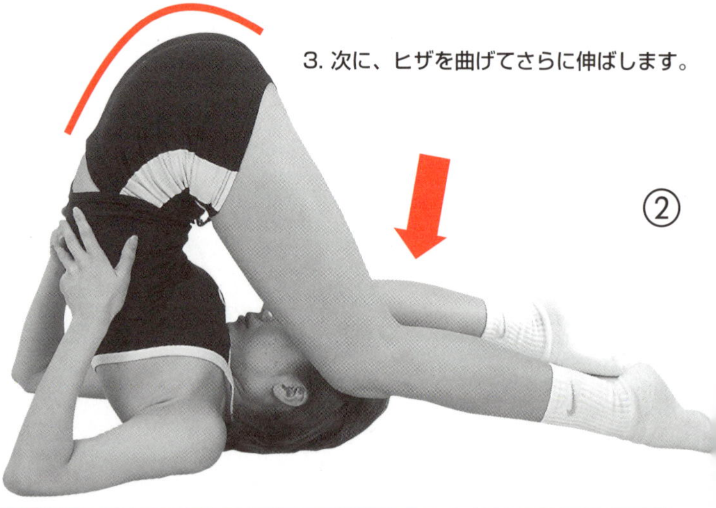

3. 次に、ヒザを曲げてさらに伸ばします。

ポイント

＊足をあげるとき、足だけでなく腰ごとあげるようにするとよいでしょう。
＊つま先を頭の上の床につけるとき、首からかかとまでのストレッチ感覚を感じながら行ないましょう。

4 足・ヒザ・腰・背中を伸ばす

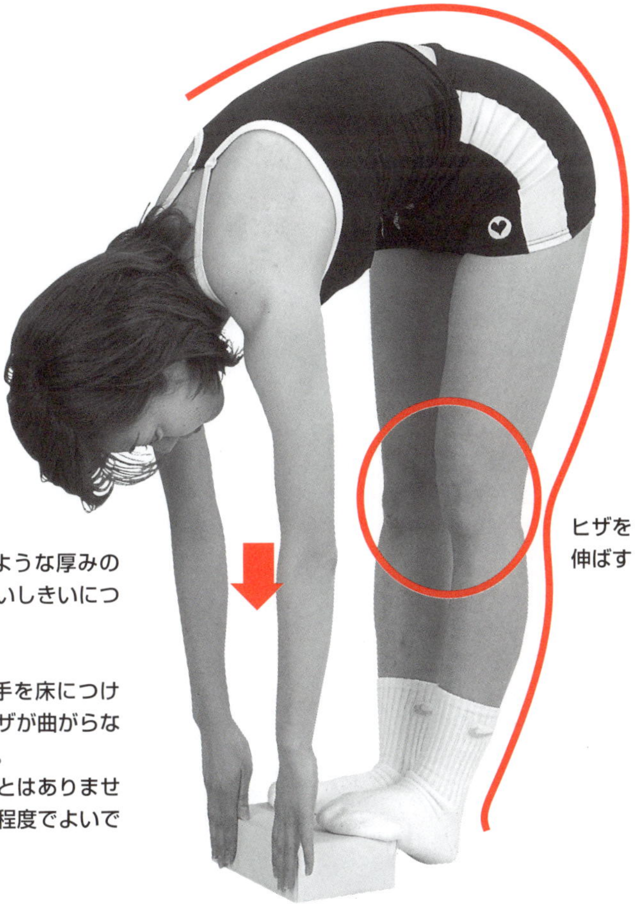

1. レンガや電話帳のような厚みのある本、段差の大きいしきいにつま先をのせます。

2. 次に、腰を曲げて手を床につけます。このとき、ヒザが曲がらないようにしましょう。
手は無理につけることはありません。ヒザを曲げない程度でよいでしょう。

ポイント

＊床に手をつけるとき、ヒザが曲がらないように注意しましょう。

5 股《こ》関節と骨盤をゆするストレッチ

①

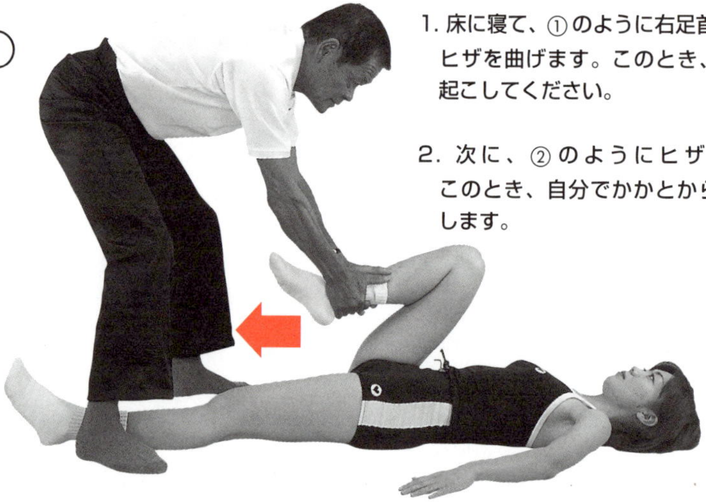

1. 床に寝て、①のように右足首をもってもらい、ヒザを曲げます。このとき、足首はしっかり起こしてください。

2. 次に、②のようにヒザを伸ばします。このとき、自分でかかとから蹴るように伸ばします。

②

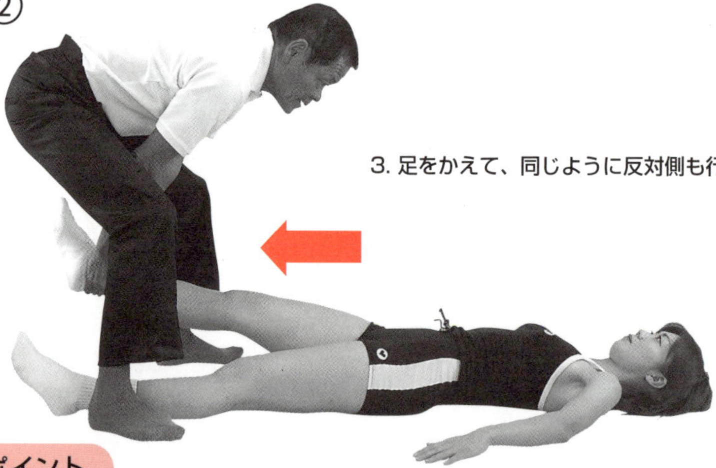

3. 足をかえて、同じように反対側も行ないます。

ポイント

＊ヒザを曲げるとき、しっかりと足首を起こしましょう。また、伸ばすときは、自分でかかとから蹴るように伸ばしましょう。

6 腰椎前弯《ようついぜんわん》増強を戻すために大腿《だいたい》部前面を伸ばす

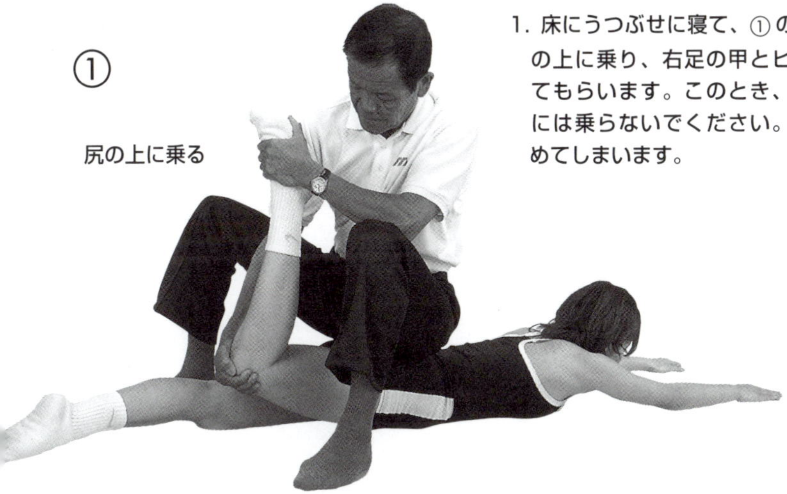

1. 床にうつぶせに寝て、①のように尻の上に乗り、右足の甲とヒザをもってもらいます。このとき、絶対に腰には乗らないでください。腰をいためてしまいます。

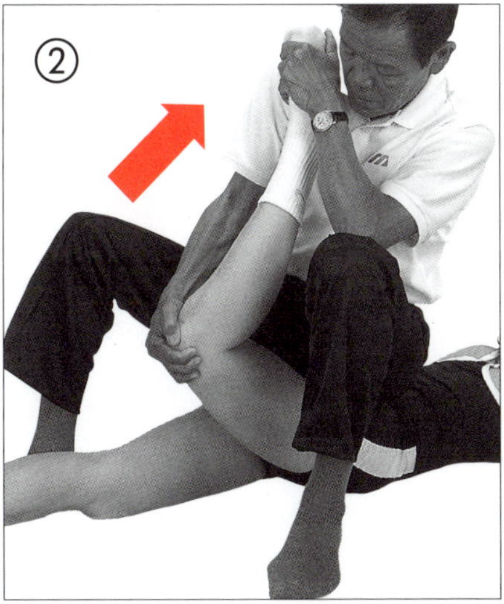

2. 尻に乗ったまま、ヒザをもち上げてもらいましょう。

3. 足をかえて反対側も行ないましょう。

ポイント

＊腰をいためてしまうので、絶対に腰には乗らないでください。

7 大腿《だいたい》部前側の筋・股《こ》関節・アキレス腱を伸ばす

1. 右ヒザをつき、左足のヒザを曲げて前にだします。

2. 右の足首を右手でもち、尻を前へ押し出しながら引きつけます。このとき、右足のつけ根が伸びるようにしましょう。

3. 足をかえて反対側も行ないましょう。

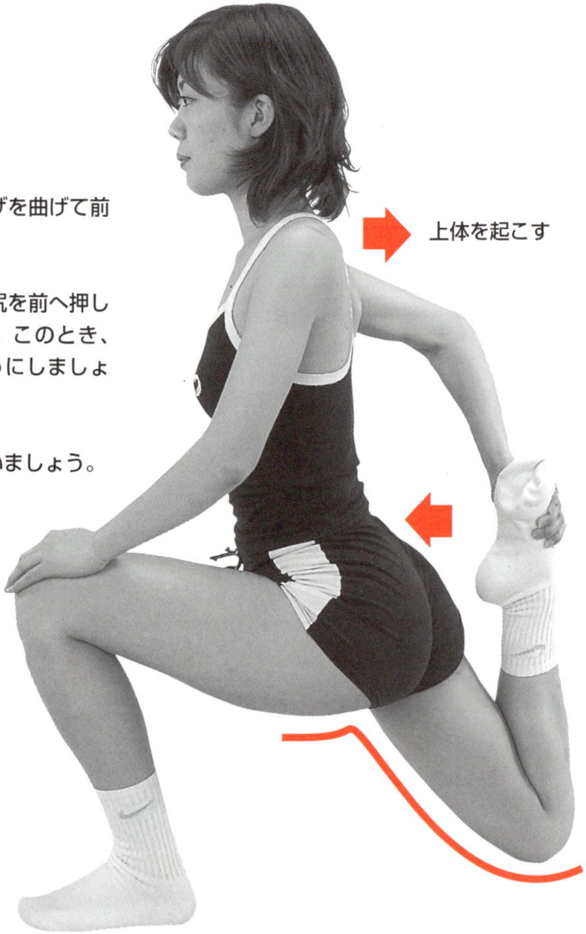

ポイント

＊上体を起こし、前へ倒れないようにしましょう。

■変形性脊椎症を治すストレッチ

1 腰筋の緊張を解くストレッチ

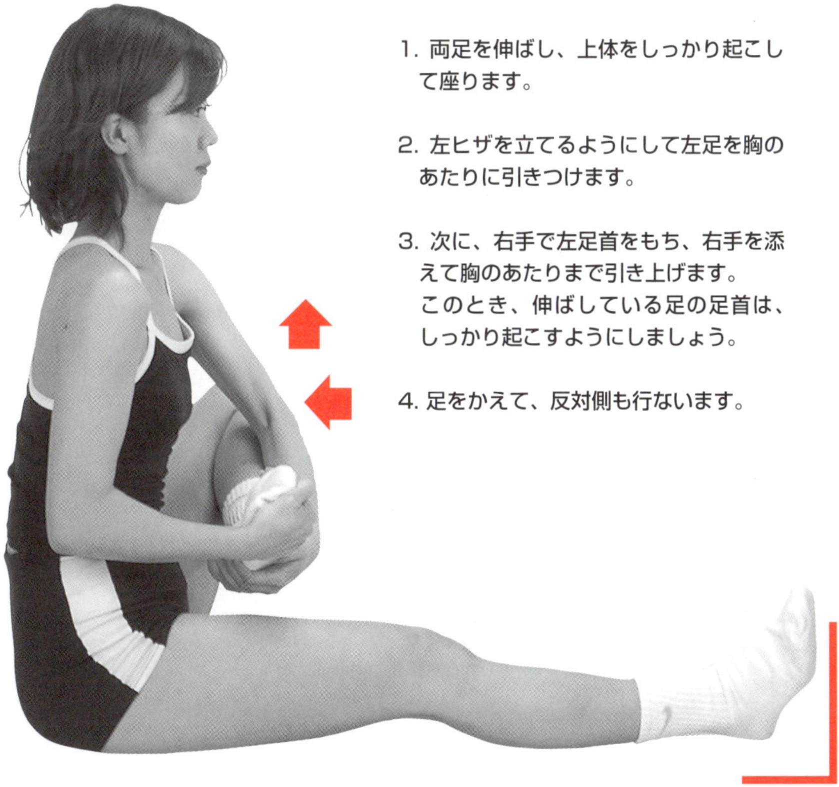

1. 両足を伸ばし、上体をしっかり起こして座ります。

2. 左ヒザを立てるようにして左足を胸のあたりに引きつけます。

3. 次に、右手で左足首をもち、右手を添えて胸のあたりまで引き上げます。
このとき、伸ばしている足の足首は、しっかり起こすようにしましょう。

4. 足をかえて、反対側も行ないます。

ポイント

＊背筋をしっかり伸ばし、背中が曲がらないようにしましょう。
＊伸ばしている足の足首は、しっかり起こしましょう。

2 側腹筋・臀筋を伸ばす

①

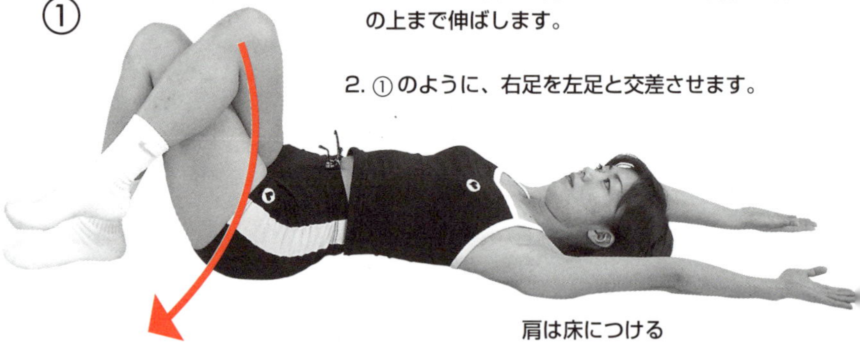

1. あおむけに寝て、両ヒザを立てて、両手を頭の上まで伸ばします。

2. ①のように、右足を左足と交差させます。

②

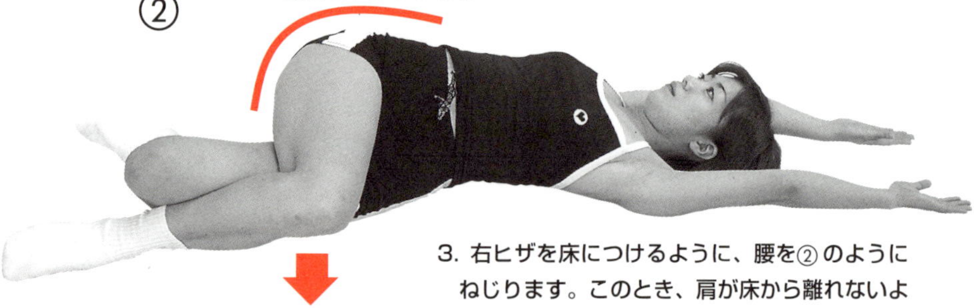

3. 右ヒザを床につけるように、腰を②のようにねじります。このとき、肩が床から離れないようにしましょう。

4. 足をかえて、反対側もねじります。

ポイント

＊ただヒザを床につけるのではなく、腰をしっかりとねじりましょう。
＊腰をねじるとき、肩が床から離れないようにしましょう。

3 体側と大腿《だいたい》部裏面中心のストレッチ

①

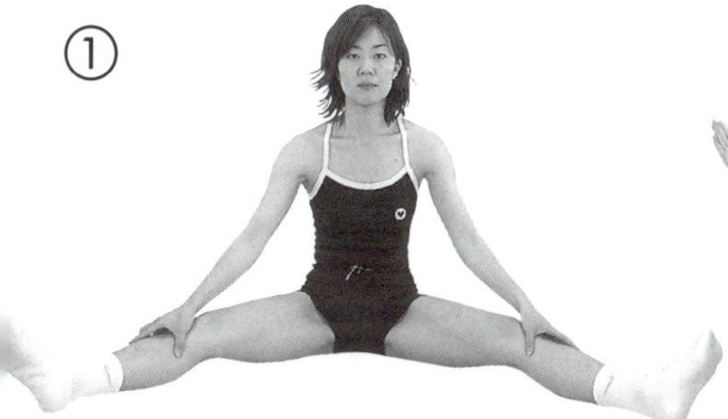

1. ①のように、ヒザが曲がらない程度に足を開いて座ります。

②

2. ②のように、右足を曲げ、右手を上げていきます。

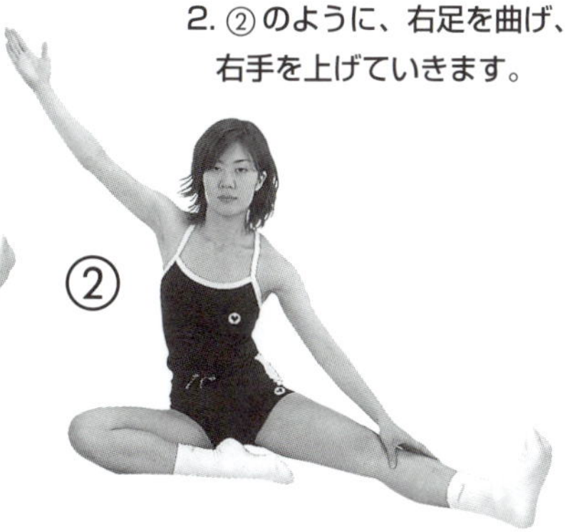

③

3. ③のように、上体を横へ倒していきます。このとき、右腕を右耳につけるようにしましょう。

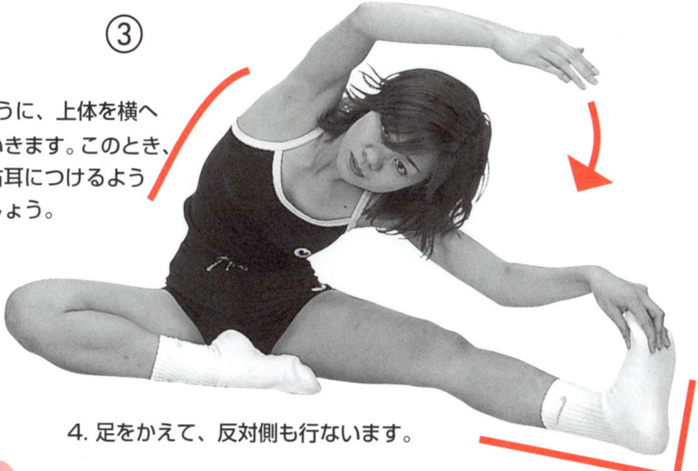

4. 足をかえて、反対側も行ないます。

ポイント

＊上体を横へ倒したとき、伸ばしている足のヒザが曲がらないように注意しましょう。また、このとき、上になっている腕を耳につけると、しっかりと体を伸ばすことができます。

4 股《こ》関節を拡げる、内転筋（内股）のストレッチと強化

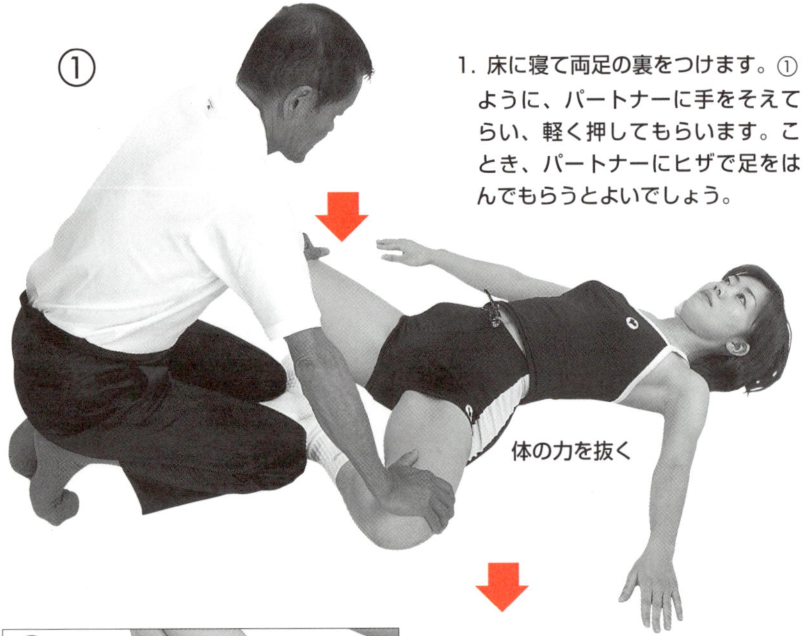

1. 床に寝て両足の裏をつけます。①のように、パートナーに手をそえてもらい、軽く押してもらいます。このとき、パートナーにヒザで足をはさんでもらうとよいでしょう。

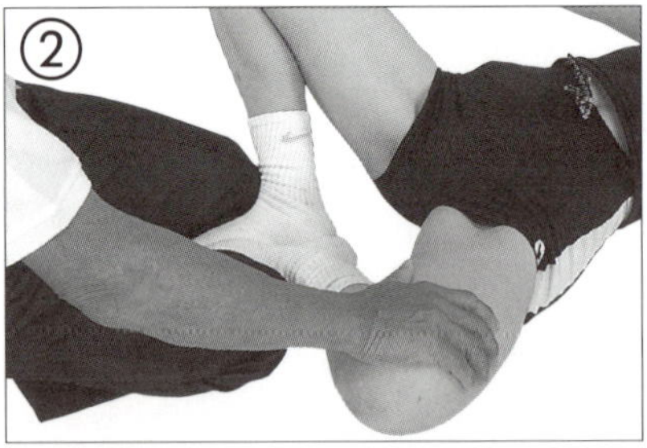

2. ②のように、軽く押してもらいながら、開いた足を少しずつ閉じていきます。

3. つぎに、パートナーに少しずつ体重をかけてもらい、さらに足を開き閉じを行ないます。このとき、パートナーはいきなり体重をかけず、ゆっくりと開くところまで押しましょう。

ポイント

＊パートナーは足を開くとき、いきなり体重をかけずにゆっくり行ないましょう。
＊曲げてもらっているときは、体に力を入れないようにしましょう。

5 骨盤（仙腸関節）のゆがみを正すストレッチ

①

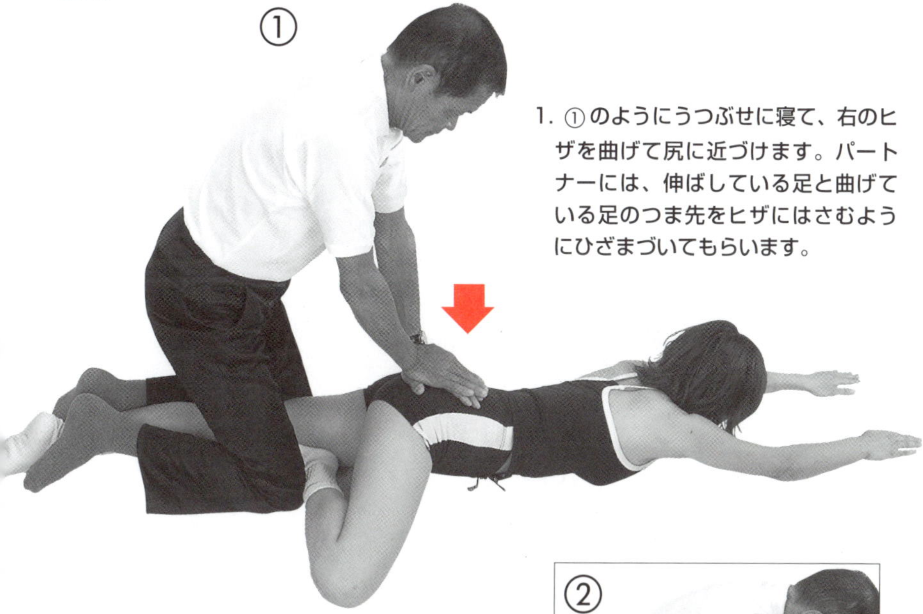

1. ①のようにうつぶせに寝て、右のヒザを曲げて尻に近づけます。パートナーには、伸ばしている足と曲げている足のつま先をヒザにはさむようにひざまづいてもらいます。

②

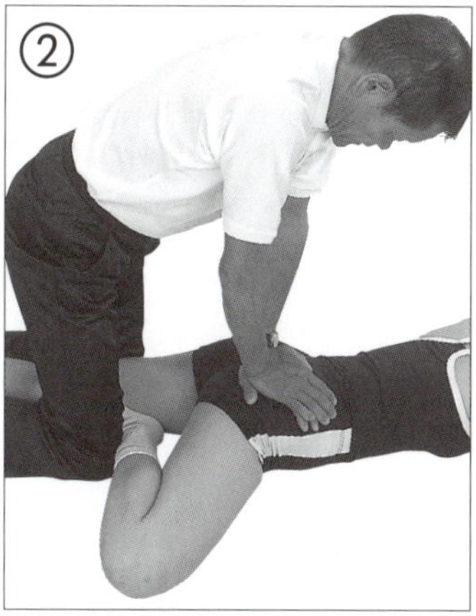

2. 尻の右側を両手を重ねてゆっくり押してもらいます。このとき、いきなり押さず、ゆっくりと行ないましょう。

3. つぎに、重ねた手に体重をかけてもらいながら、さらに押してもらいます。

4. 同じように、反対側も行ないます。

ポイント

＊腰痛の人は、尻の高さが異なり、それによって足の長さも違うことが多いのです。高くなってる方の尻の回数を多く押しましょう。

身体がくの字に
巨大ヘルニアと診断された患者さん

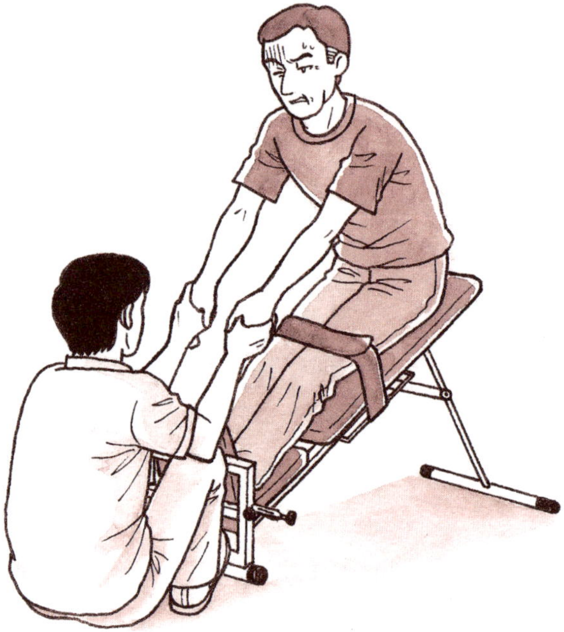

「お願いします」と施術室に入ってきた患者さんを見た誰もが、一瞬動きをとめました。その患者さんは身体をくの字に曲げ、壁をつたい歩きで入ってきたのです。

　54歳のこの男性は、朝起きると突然腰痛にみまわれ、左脚がしびれて動けなくなりました。整形外科に行ったところ、巨大ヘルニアとのこと。手術を勧められましたが、それだけは避けたいとカイロプラクティックなどにも通いましたが良くならず、身体は前にどんどん傾いて、そしてくの字に曲がってしまったというのです。最後の望みをかけて私のところやってきたということでした。

　仕事で車に乗ることが多いこの男性は、座ったままの無理な姿勢がヘルニアをおこし、また走行中の震動がそれを悪化させたものだと考えられました。私は彼にヘルニア発症のメカニズムとそれがどのような方法で治るのかということを説明し、治療に入りました。

　まずは身体の歪みや拘縮を調べ、そしてストレッチングベンチに座ってもらいました。最初は身体が痛みで拘縮しているためにまともに座ることもできません。私は補助のために前から彼の手を持ち、少しずつ時間をかけて引っぱりました。おそらく彼は涙が出るほどの痛みに、すぐさまこのベンチから降りたかったでしょう。しかし治りたいという彼の気持ちと、治したいという私の気持ちの間に生まれた信頼感が、その苦しい状況を乗り越えさせてくれました。

　予定の位置まで身体が届いたところで、私は「降りてごらん」と声をかけました。ベンチから降りた彼は、きちんと直立しています。思わずまわりにいた患者さんたちから拍手がわき起こりました。

　現在、この患者さんはまだ治療中です。筋肉がもとに戻ろうとするため、筋力強化の治療を継続して行なわなければ完治しないからなのです。そして経過は良好! 175cmの彼がうれしそうに歩く姿を見ることができます。

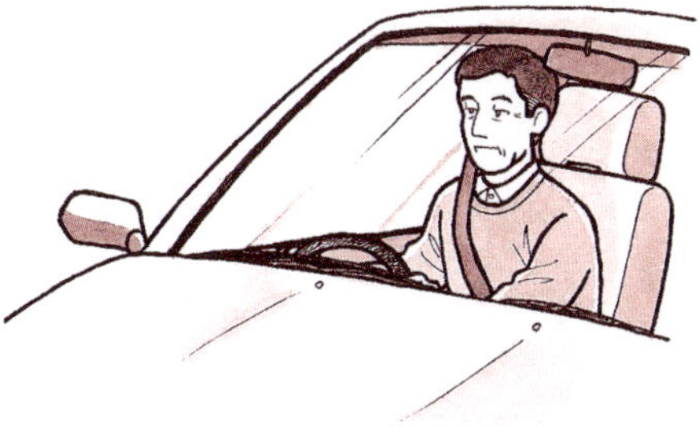

■脊椎分離症・すべり症を治すストレッチ

1 足・ヒザ・腰・背中を伸ばす

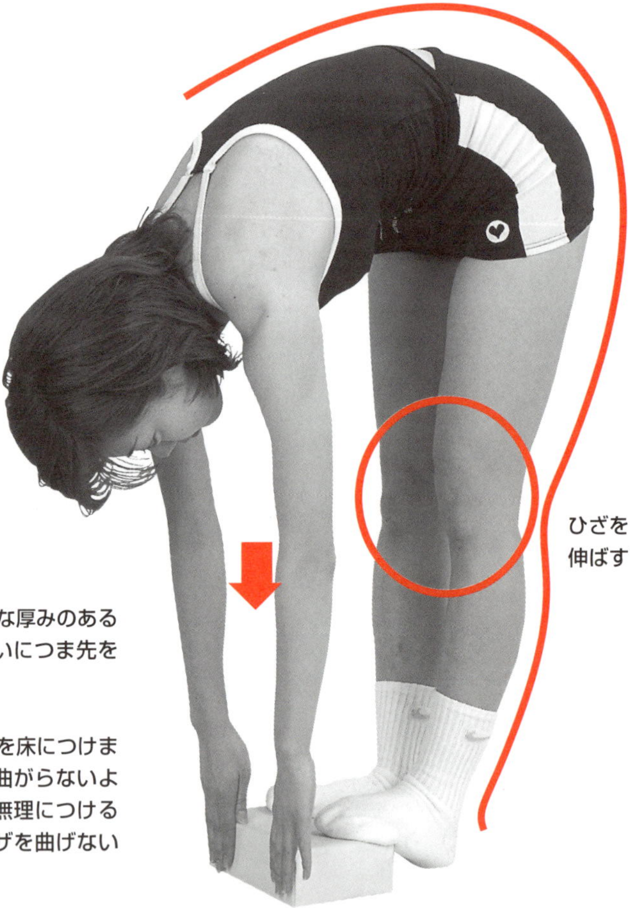

1. レンガや電話帳のような厚みのある本、段差の大きいしきいにつま先をのせます。

2. つぎに、腰を曲げて手を床につけます。このとき、ヒザが曲がらないようにしましょう。手は無理につけることはありません。ヒザを曲げない程度でよいでしょう。

ポイント

＊床に手をつけるとき、ヒザが曲がらないように注意しましょう。

2 内転筋（内股）のストレッチ

①

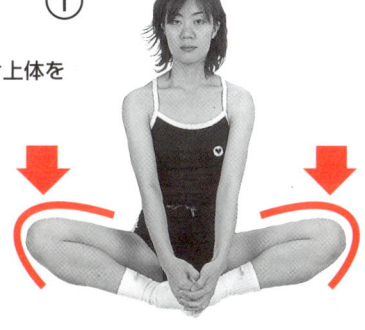

1. ①のように、両足の裏をつけ上体を起こして座ります。

2. ②のように、つま先を抱えるようにして両腕を前に出し、腰から倒して 5 秒間倒して前屈します。

3. さらに上体を倒し、10～15 秒間前屈します。

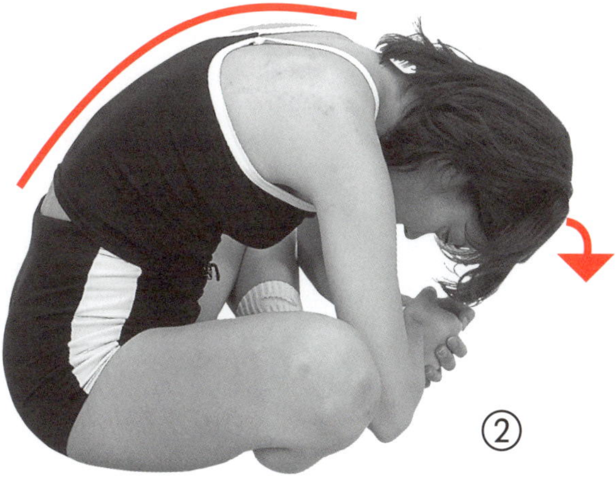

②

ポイント

＊上体はしっかり伸ばし、体を倒すときに背中が曲がらないようにしましょう。
＊両ヒザは、できるだけ床につけるようにしましょう。
＊前屈をするときは、つま先をつかんだまま、肩の力を抜いてヒジを曲げましょう。
＊前屈が無理なときは、腰を少し後ろに引いてみるとよいでしょう。

3 側筋・臀筋を伸ばす

①

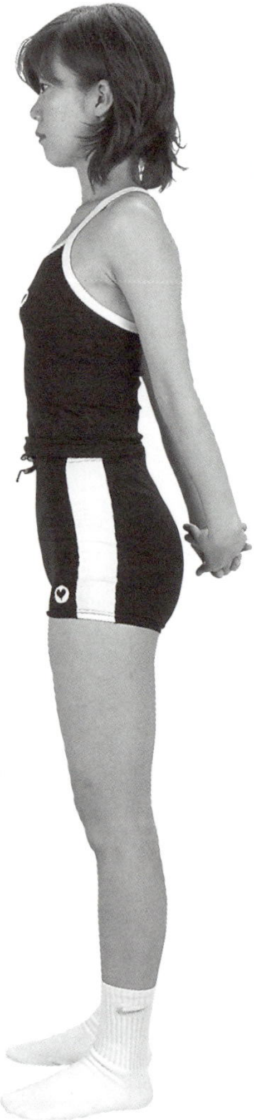

1. 少し足を開いて立ち、①のように後ろで手を組みます。

2. ②のように、ヒザを曲げて上体を前へ倒し、後ろで組んだ手をヒジを曲げないようしながら上げます。このとき、かかとは床から離さないようにします。

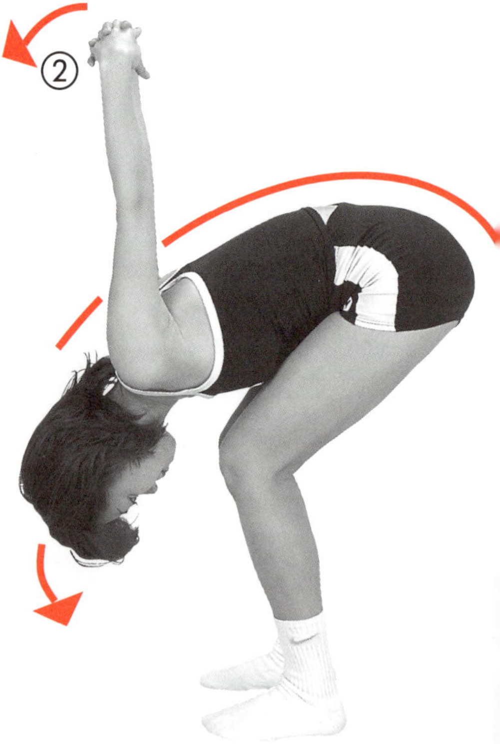

ポイント

＊上体を前に倒したとき、かかとが床から離れないようにしましょう。

4　首から腿《もも》までの腰背頸部《ようはいけいぶ》を伸ばす

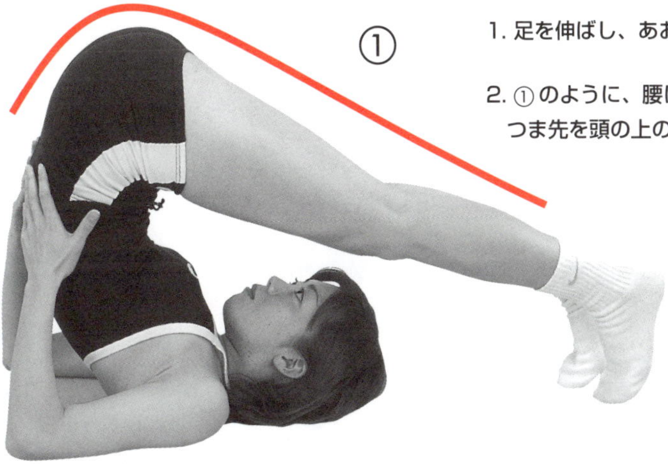

①

1. 足を伸ばし、あおむけに寝ます。

2. ①のように、腰に手をあてて足を上げ、
つま先を頭の上の床につけます。

3. つぎに、ヒザを曲げて
さらに伸ばします。

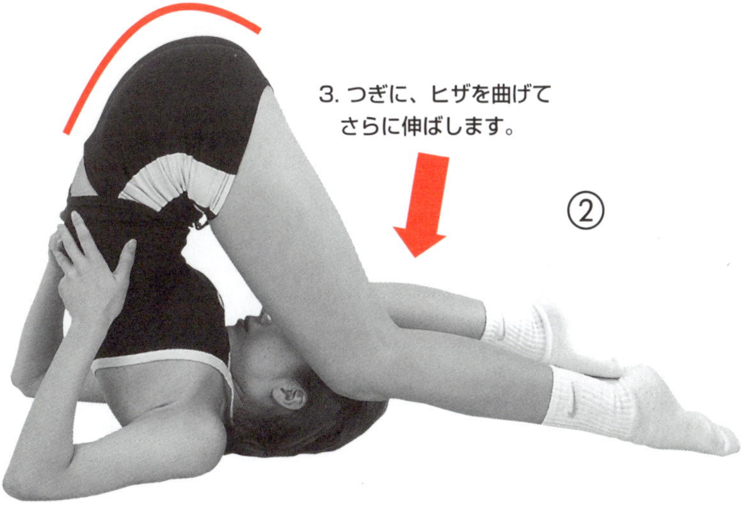

②

ポイント

＊足を上げるとき、足だけでなく腰ごと上げるようにするとよいでしょう。
＊つま先を頭の上の床につけるとき、首からかかとまでのストレッチ感覚を感じながら行ないましょう。

5 大腿《だいたい》部裏面のストレッチ

①

1. ① のように、床に寝て右ヒザを曲げ、左ヒザの上へ足首を乗せます。伸ばしている足の足首をもってもらいましょう。

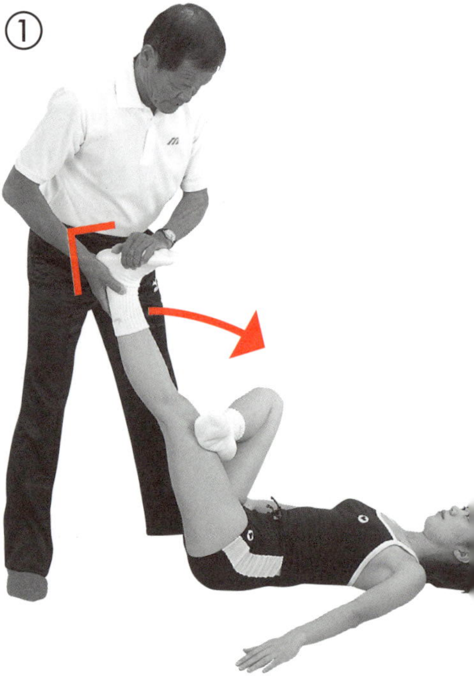

②

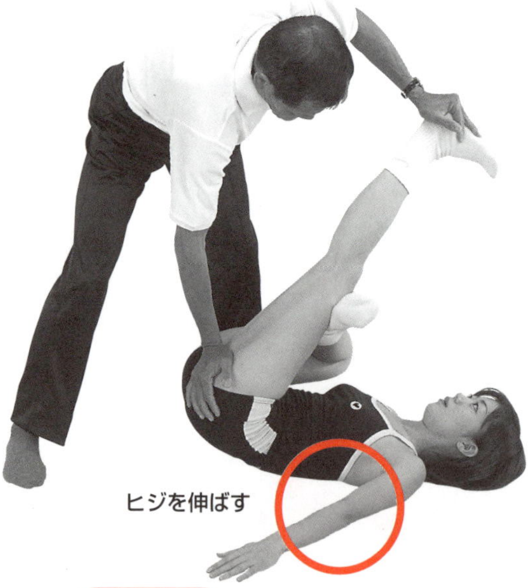

2. つぎに、② のように足を頭の方へ倒してもらいます。足をもっている人は、ヒジを曲げずに伸ばし、腰を浮かないように押さえてください。

3. 同じように、反対側も行ないます。

ポイント

＊ヒザの上へ足首を乗せるのは、ヒザが曲がらないようにするためなので、しっかりと乗せましょう。
＊足をもつ人は、自分のヒジを曲げずに伸ばしてください。

■肩こり・五十肩・肩痛を治すストレッチ

1 頸部《けいぶ》側方と後方を伸ばし強化する

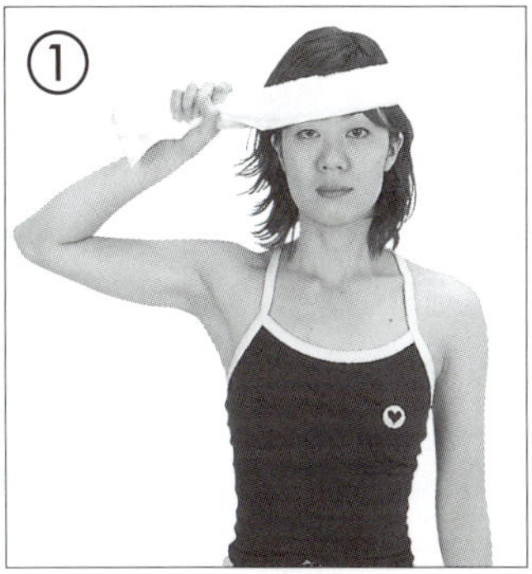

1. ① のように、頭にタオルなどを巻きます。

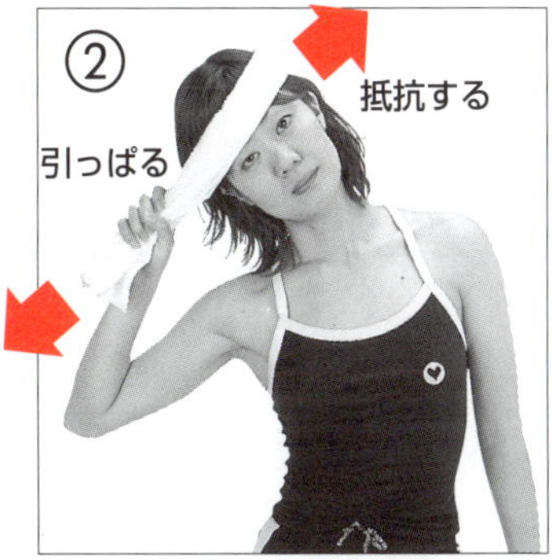

2. つぎに、右手でタオルの端をもち、右側へ引っぱります。このとき、引っぱりに対して抵抗するようにしましょう。

3. 同じように、反対側も行ないます。

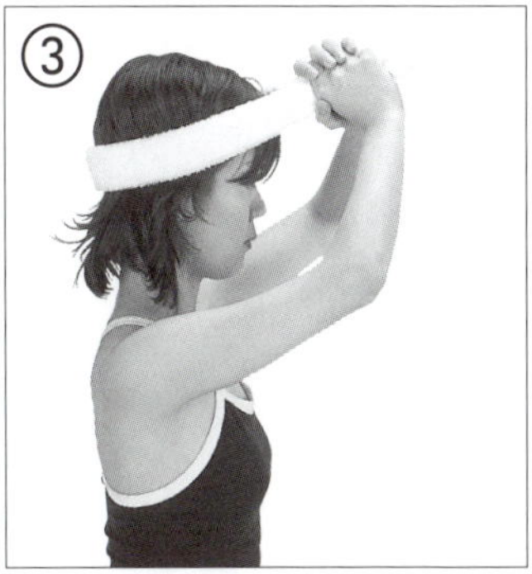

4. つぎに、③ のようにタオルを巻きかえ、タオルを引っぱります。

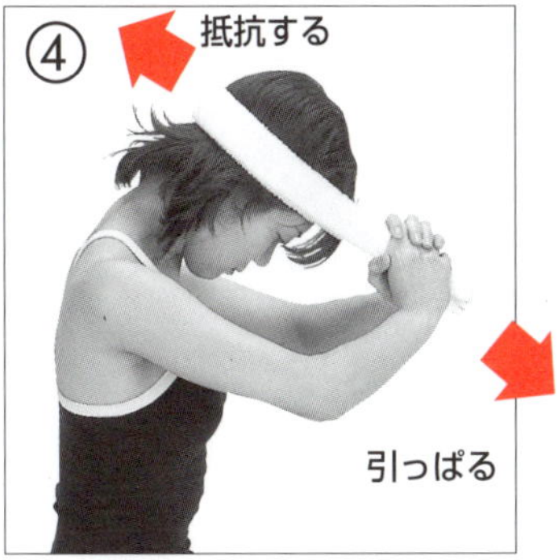

前後に抵抗をつけて伸ばします。

ポイント

＊少し慣れたら、引っぱりに対して抵抗するようにしましょう。

2 肩関節の可動域を拡げる

①

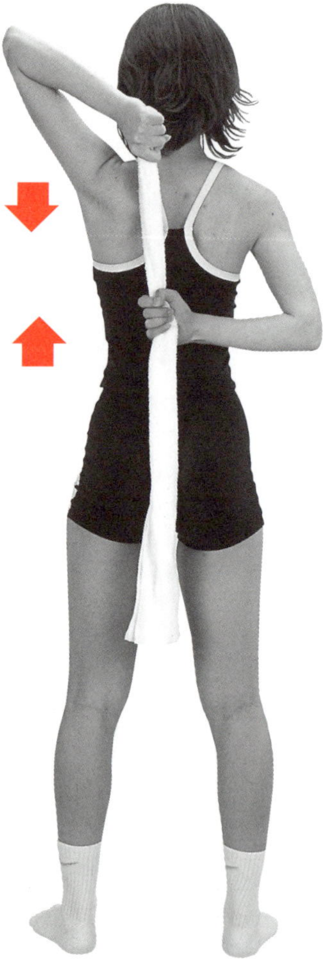

1. ①のように、左肩を上にしてタオルを背中でもち、上下へ交互に引っぱります。

2. 手をかえて、同じように引っぱります。

3. 慣れてきたら、タオルをさらに短くもって行ないましょう。

②

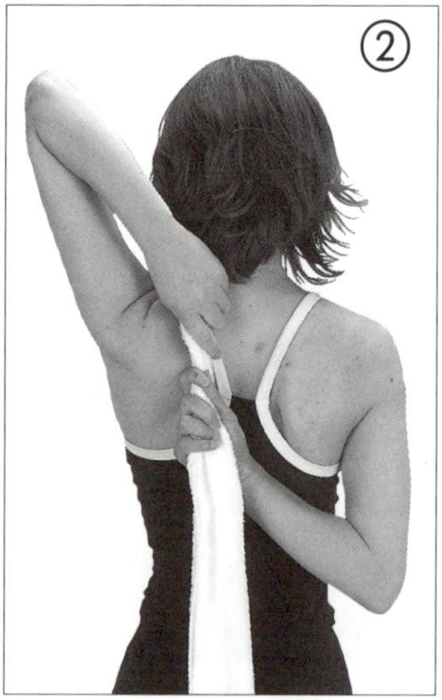

できるだけ
手を近づける

ポイント

＊タオルをもつとき、できるだけ右手と左手が近づくようにもちましょう。

3 肩と頸の側方を伸ばす

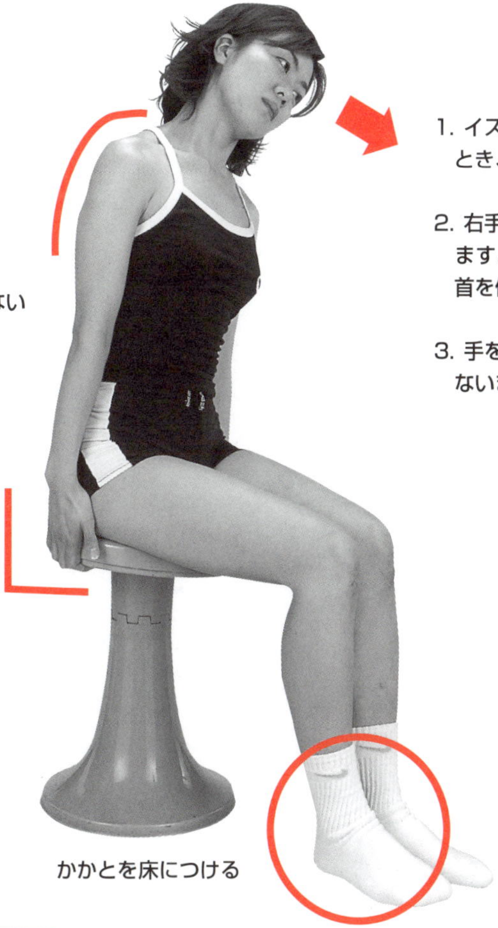

1. イスに足をそろえて座ります。このとき、かかとは床につけてください。

2. 右手をイスのかけて、左肩を落とします。肩もいっしょに傾け、右側の首を伸ばします。

3. 手を交代し、同じように反対側も行ないます。

ポイント

＊座ったとき、かかとは床につけましょう。
＊肩を落としたとき、尻がイスから浮かないようにしましょう。

4 肩周辺筋と肩関節を伸ばす

①

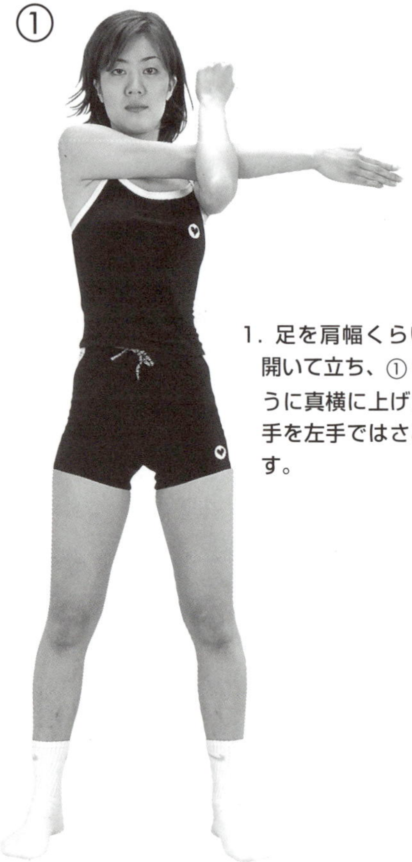

1．足を肩幅くらいに開いて立ち、①のように真横に上げた右手を左手ではさみます。

②

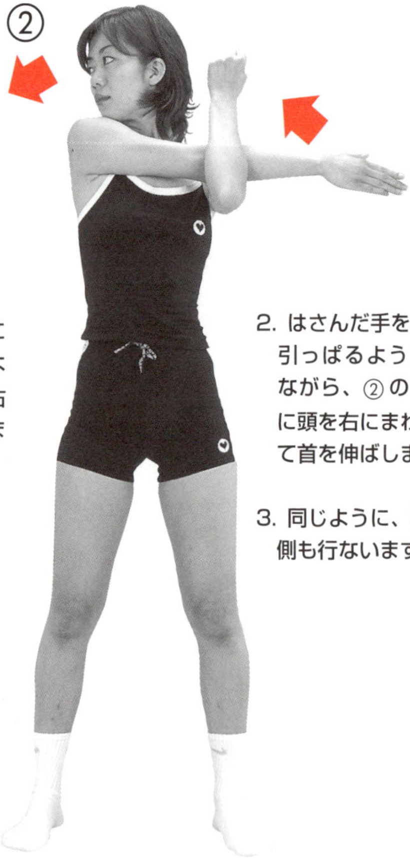

2．はさんだ手を軽く引っぱるようにしながら、②のように頭を右にまわして首を伸ばします。

3．同じように、反対側も行ないます。

ポイント

＊上体はしっかり起こし、正面を向きましょう。
＊頭を倒すとき、首を伸ばすことを意識して行ないましょう。

5 肩関節の柔軟性（可動域）のための ストレッチ

①

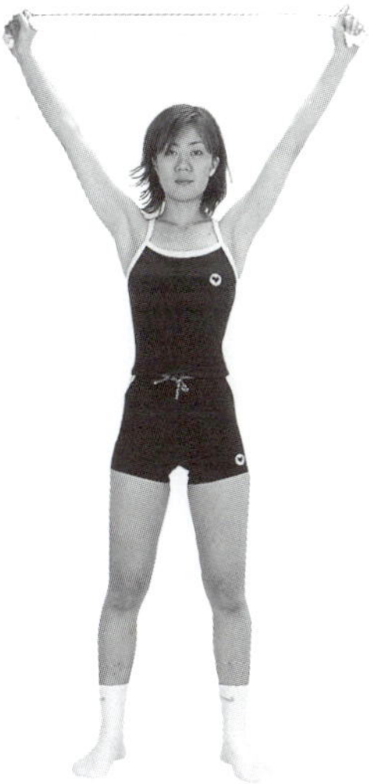

1. 足を肩幅くらいに開き、①のようにタオルをもって腕を上げます。このとき、上体はしっかり起こし、背中が曲がらないようにしましょう。

②

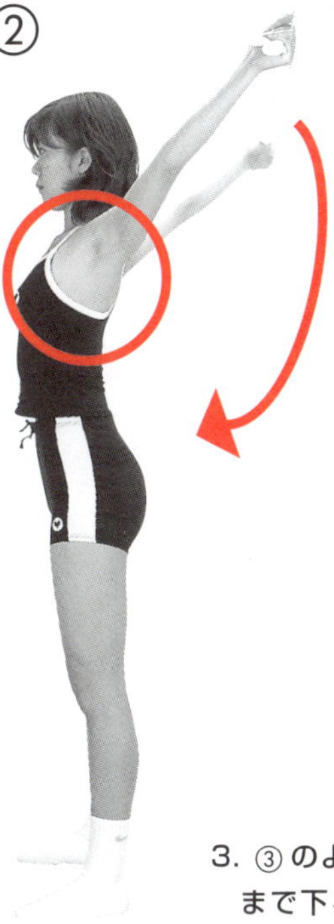

2. つぎに、タオルもったまま、腕を②のように下ろしていきましょう。急がず、ゆっくり行なってください。

③

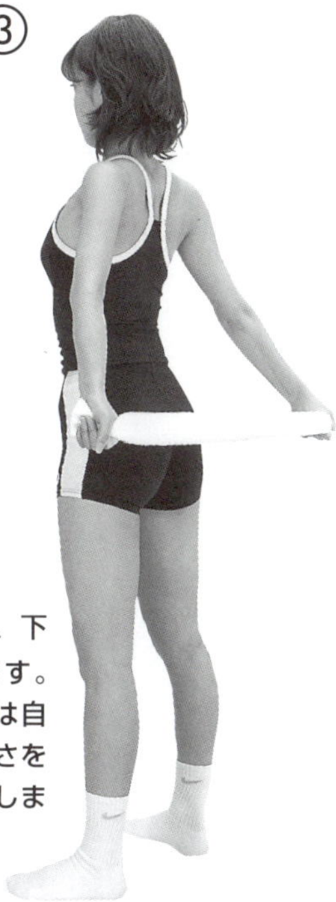

3. ③のように、下まで下ろします。タオルの長さは自分にあった長さを見つけ、調節しましょう。

ポイント

＊上体はしっかり起こし、背中が曲がらないようにしましょう。
＊慣れてきたら、タオルの長さを少しずつ短くしていきましょう。

6 上肢と肩関節を伸ばす

ヒジは体につける

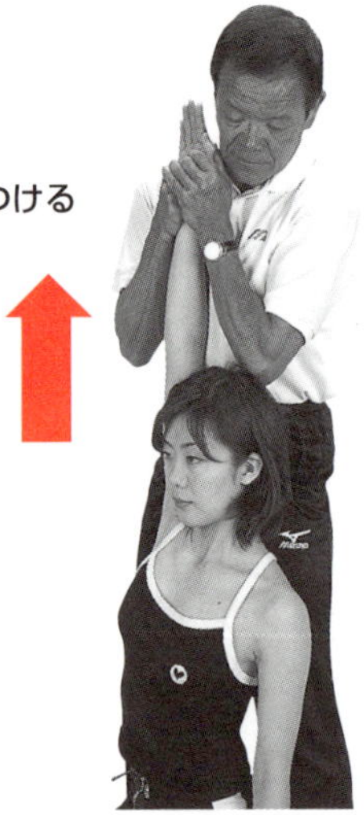

1. 足を伸ばして座り、手の甲を内側にむけて、手首をつかんでもらいます。このとき、手首をつかんでいる人は、ヒザを曲げて足を座っている人の背中につけます。

2. 曲げたヒザを伸ばしながら、腕を引っぱってもらいます。

3. つぎに、手の甲を表ににぎりかえてもらい、同じように引っぱってもらいます。

4. 手をかえて、同じように行ないます。

ポイント

＊腕を伸ばしてもらうとき、体の力を抜きましょう。
＊腕を引っぱる人は、無理に引っぱらず、ゆっくりと引っぱりましょう。
また、引っぱるときはヒジを体につけましょう。

7 上肢外側と肩関節を伸ばす

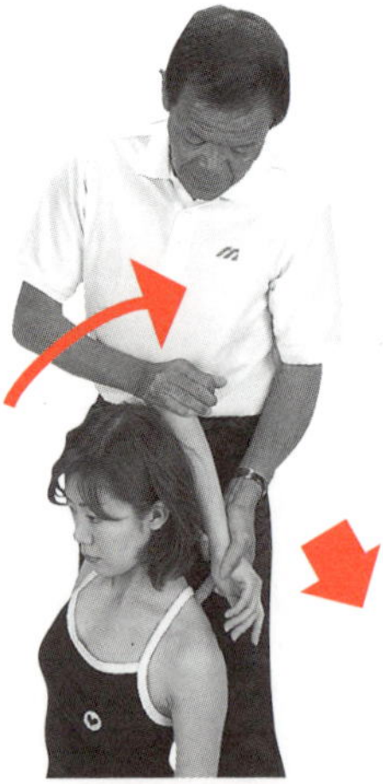

1. 右腕を上げ、手とヒジをもってもらい、ヒジを曲げて軽く押してもらいます。

2. 腕を上げたまま、胸をはるようにしながら、ヒジを軽く後ろに引いてもらいます。

3. ふたたびヒジを押してもらいます。このとき、より強く押してもらいましょう。

4. 手をかえて、同じように行ないます。

ポイント

＊上体はしっかり伸ばし、後ろに立つ人の足にぴったりとつくようにしましょう。
＊ヒジを押してもらっているときは、頭を起こして首が曲がらないようにしましょう。

8 頸部《けいぶ》のストレッチと強化

①

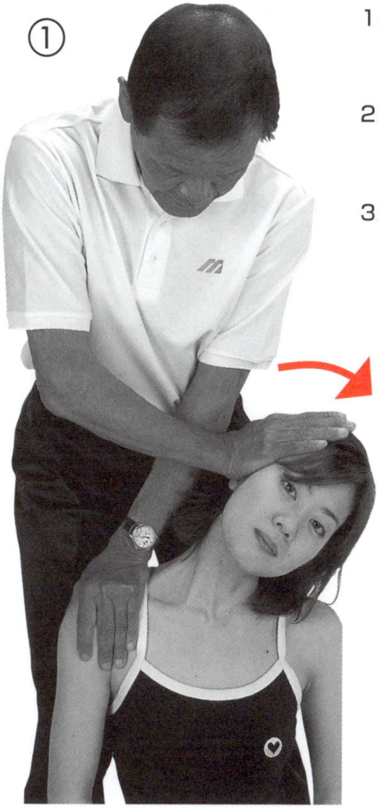

1. 左手を肩に、右手を頭の左側にそえてもらいます。

2. ①のように、肩をおさえながら、頭を横に倒してもらいます。

3. 首を自分で起こし、つぎに斜め前へ頭を押してもらいましょう。

②

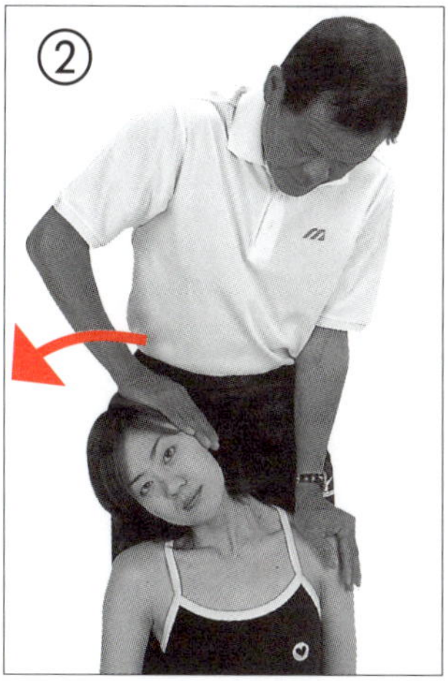

4. 同じように、反対側も行ないます。

5. ひとりで行なうときは、タオルなどを頭に巻いて引っぱりましょう。

ポイント

＊上体はしっかり伸ばし、背中が曲がらないようにしましょう。

医療関係のご家族も来院 ゴールデン・ウィークの患者さんたち

大型連休だった2001年のゴールデン・ウィーク。会社によっては9連休というところもあったようです。私も楽しみにしていたこの連休でしたが、4月に入ると全国から5月の連休の予約が殺到し、あっという間にうまってしまったのでした。皆さん、まとまった休みがとれて、集中的に治療を行なおうと思われたのですね。こうして私の連休はなくなってしまいましたが、痛みから解放される患者さんの笑顔に囲まれるのも、またある意味ゴールデン・ウィークなのかもしれないと思いました。

連休中に来院した患者さんの中には、現役の内科の医師、京大病院の内科医師の奥さん、滋賀県の大学病院の院長の娘さんなど、医療に携わる人や、その関係のご家族が、遠方からわざわざ来院されていたのに気がつきました。身近に医療関係の方がいるのに、なぜ遠方から来院されたのかと話を聞くと、皆さん私の評判を聞いてやってきたというのです。私は、いつものように治療についての説明をし、治療にかかりました。

皆さん、身近に医療があるからか、いろいろな治療をされているようでしたが、中川式治療がどの治療とも異なり、安静ではなく、なによりも本人が積極的に動くということに驚いているようでした。

拘縮しきった大腿部がストレッチベンチで伸ばされ、はじめは皆さん涙を流されていましたが、数秒後にはにっこりするくらい楽になり、歩く姿勢が一変しました。治療を行なうたびに楽になるので、皆さんこれで治ると確信され、さらに積極的にストレッチ＆トレーニングをされていました。

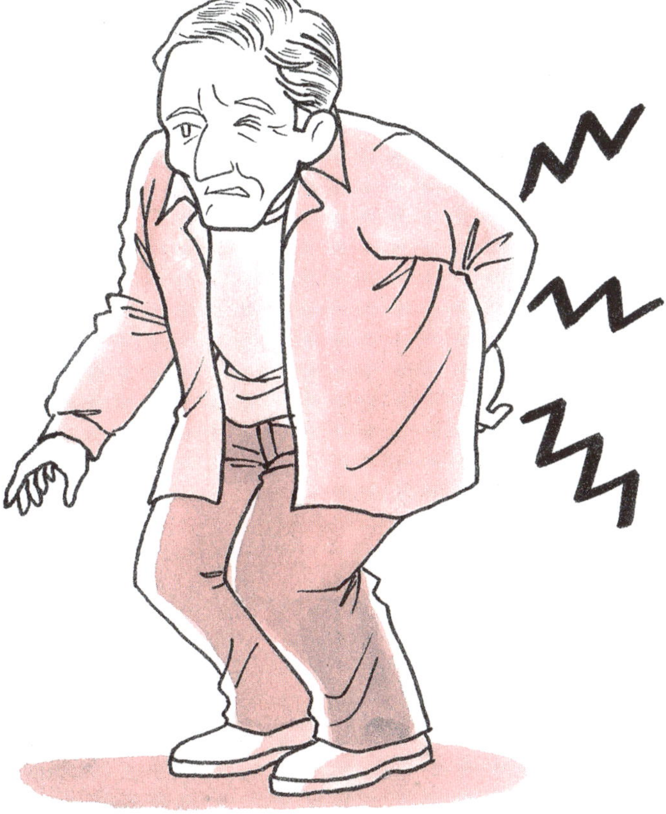

　退院するとき、皆さん家庭用ストレッチベンチを求められ、がんばってストレッチ＆トレーニングを続けて、しっかり治しますと、とても晴れやから笑顔でお帰りになりました。

　医師も賛同する中川式のストレッチ＆トレーニング。この治療法は、間違いなく効果をあげることができていると確信するのでした。

■ヒジ痛を治すストレッチ

1 前腕屈折群と手関節を伸ばす

1. ①のように、左手を前にだして右手で指をつかみます。

2. つぎに、つかんだ指を手前に引っぱります。このとき、手首が伸びるように引っぱりましょう。

3. 手をかえて、同じように反対側も行ないます。

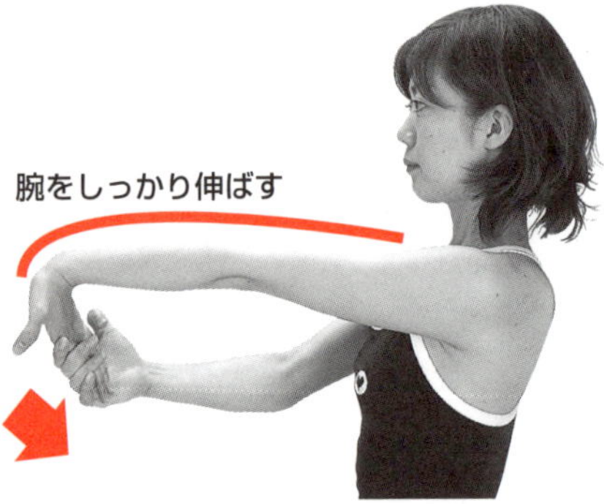

ポイント

＊出した腕は、ヒジが曲がらないようにしましょう。

2 ヒジ関節の拡大

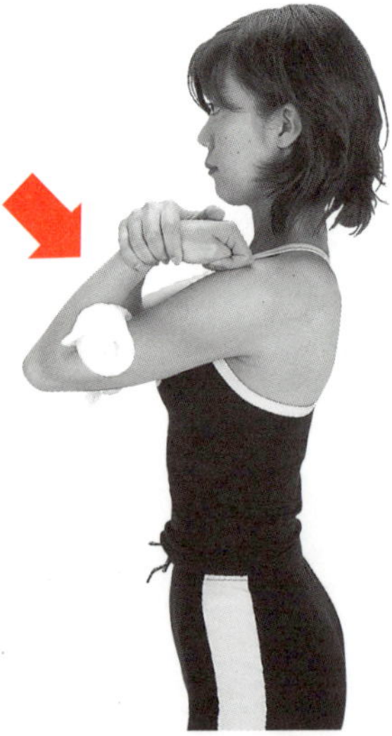

1. 左腕を前に伸ばして、ヒジに丸めたタオルを乗せてはさみます。

2. ①のように、ヒジを曲げ、右手で左手を押します。

3. 手をかえて、同じように反対側も行ないます。

ポイント

＊腕は体と垂直になるように上げ、下がらないようにしましょう。
＊タオルはなるべく関節深く入るようにはさみましょう。

3 前腕の捻転力を強化

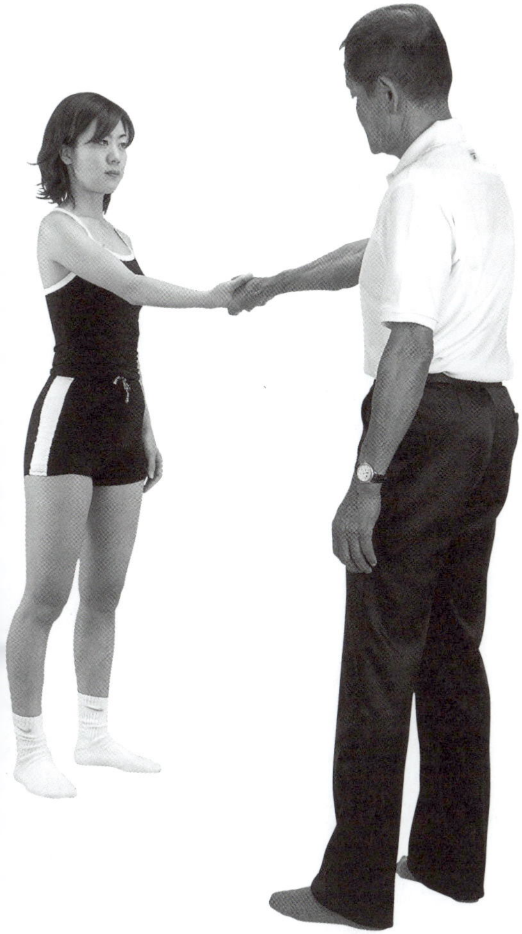

1. むかいあって立ち、右手どうしをにぎりあいます。

2. 手をにぎり、お互い抵抗をしながら右と左へと腕を交互にねじります。

3. 手をかえて、同じように反対側も行ないます。

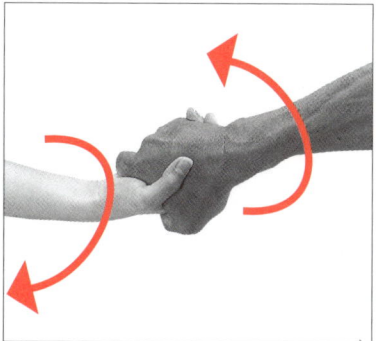

ポイント

＊手をねじるときは、相手とリズムをとりながら行ないましょう。

■ヒザ痛を治すストレッチ

1 ヒザの故障部分の見分け方

①

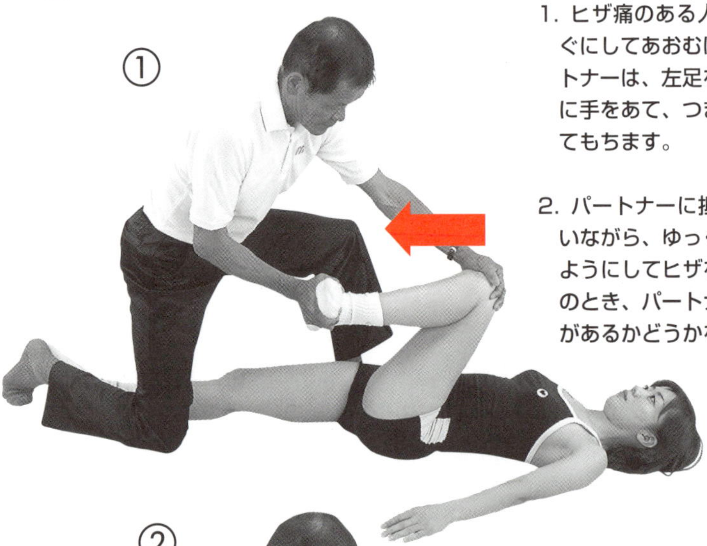

1. ヒザ痛のある人は、体をまっすぐにしてあおむけに寝ます。パートナーは、左足をもち上げてヒザに手をあて、つま先を内側にむけてもちます。

2. パートナーに抵抗を加えてもらいながら、ゆっくりと左足を蹴るようにしてヒザを伸ばします。このとき、パートナーはどこに痛みがあるかどうかを確認します。

②

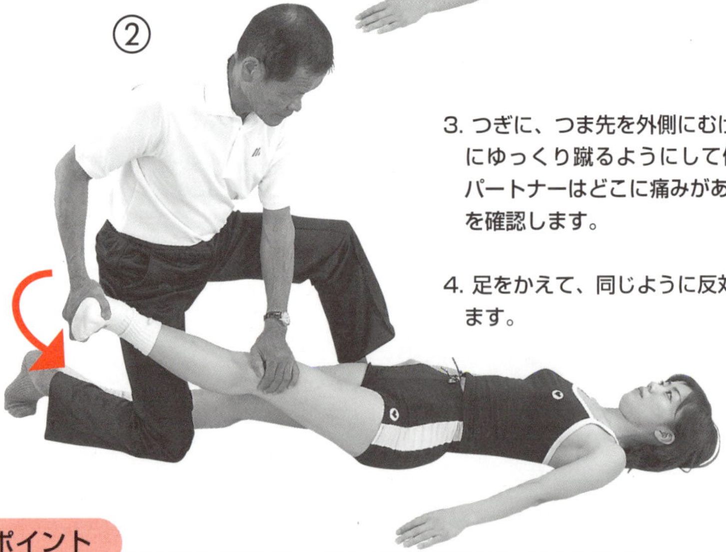

3. つぎに、つま先を外側にむけ、同じようにゆっくり蹴るようにして伸ばします。パートナーはどこに痛みがあるかどうかを確認します。

4. 足をかえて、同じように反対側も行ないます。

ポイント

＊これで、故障の部位が半月板損傷か、側腹靭帯かの判別をすることができます。

2 十字靱帯の損傷があるかどうかの見分け方

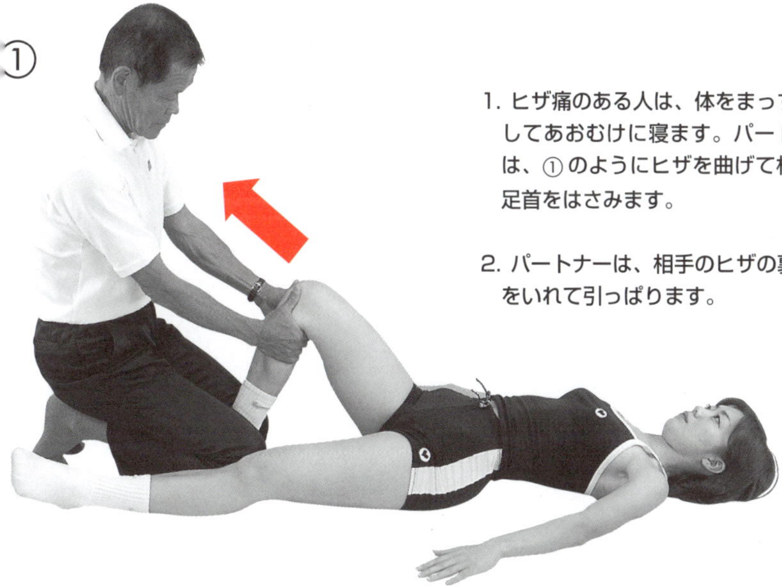

1. ヒザ痛のある人は、体をまっすぐにしてあおむけに寝ます。パートナーは、①のようにヒザを曲げて相手の足首をはさみます。

2. パートナーは、相手のヒザの裏に手をいれて引っぱります。

3. つぎに、手をいれたままヒザを押します。このとき、ヒザに滑り出しがないか確認します。滑り出しがあった場合は、十字靱帯に損傷があると考えられます。

4. 足をかえて、同じように反対側も確認します。

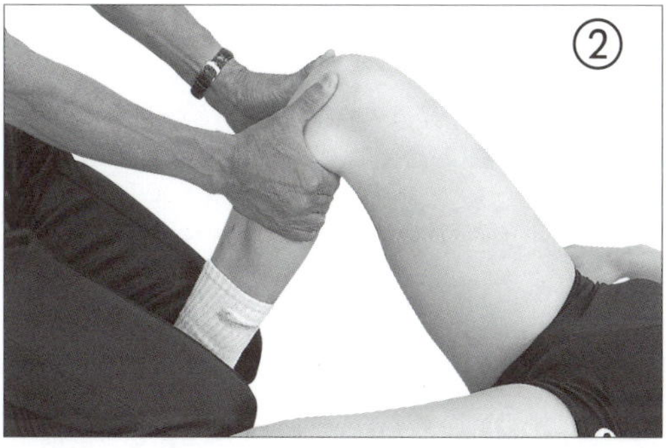

3 ヒザ関節の拡大

①

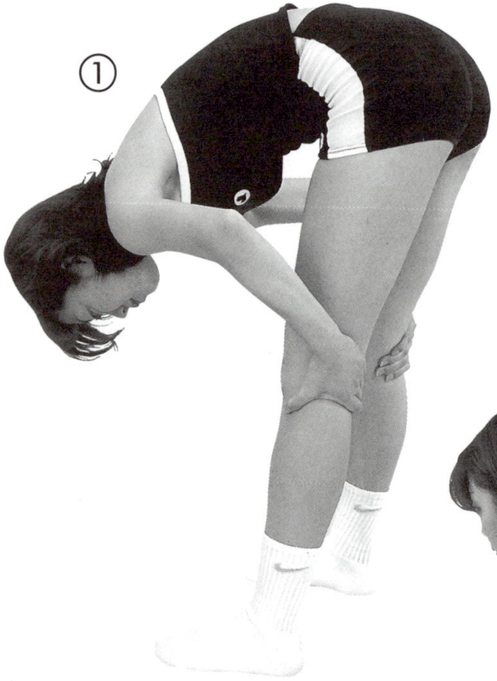

1. 足を肩幅より広めに開き、①のように裏からヒザをもちます。

②

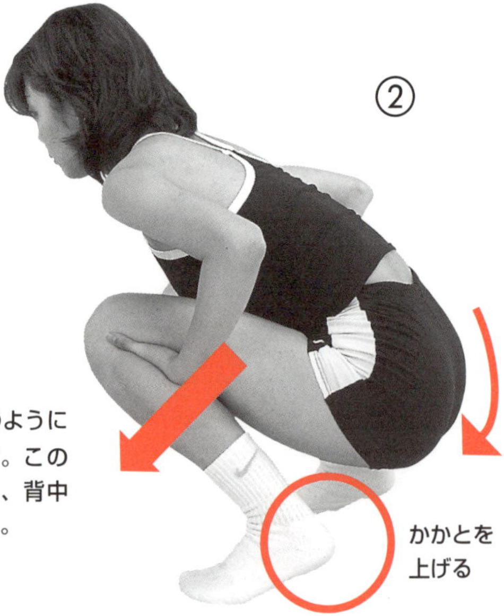

2. ヒザの裏をもったまま、②のようにかかとを上げてしゃがみます。このとき、上体はしっかり起こし、背中が曲がらないようにしましょう。

ポイント

＊この動作は、テコの原理で狭くなったヒザ関節を拡げるものです。
＊しゃがむとき、上体はしっかり起こして背中が曲がらないようにしましょう。

4 股《こ》関節の側方を柔軟にする

1. 足を肩幅より広めに開き立ちます。

2. 左足をヒザを内側に押します。このとき、肩が下がらないようにしましょう。

3. 足をかえて、同じように反対側も行ないます。

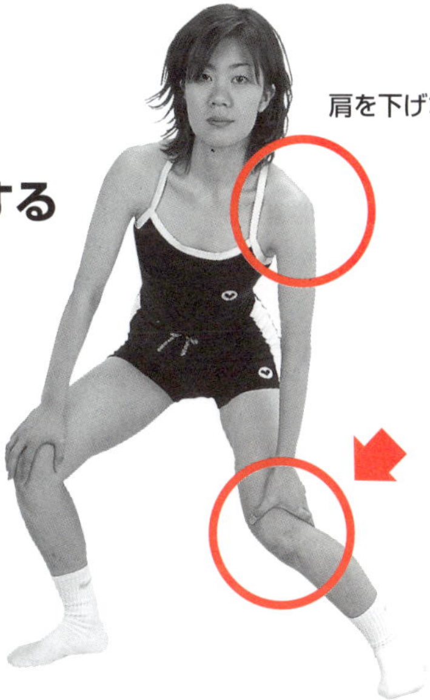

ポイント

＊足を曲げ、ヒザを内側に入れるとき、肩が下がらないように注意しましょう。

5 ヒザ関節を柔軟にする 大腿《だいたい》部全面のストレッチ

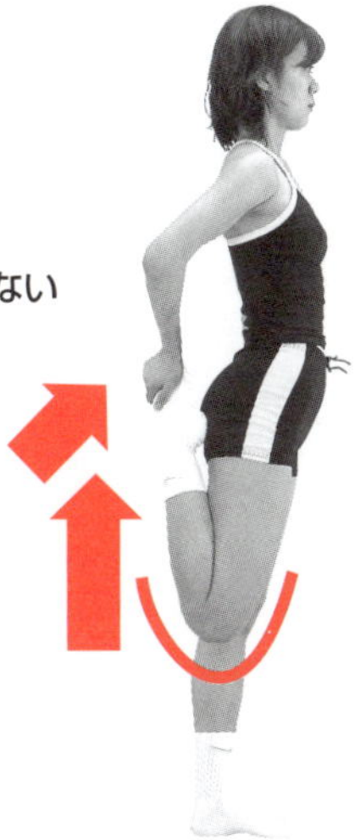

1. 右足を曲げ、後ろでつま先をもちます。

2. そのまま、軽く引っぱります。上体はしっかり起こし、背中が曲がらないようにしましょう。

3. 足をかえて、同じように反対側も行ないます。

ポイント

＊足を引っぱり上げるとき、上体はしっかり起こし、背中が曲がらないようにしましょう。
＊肩は開くようにして、下げないようにしましょう。

6 ヒザ関節を拡げる

①

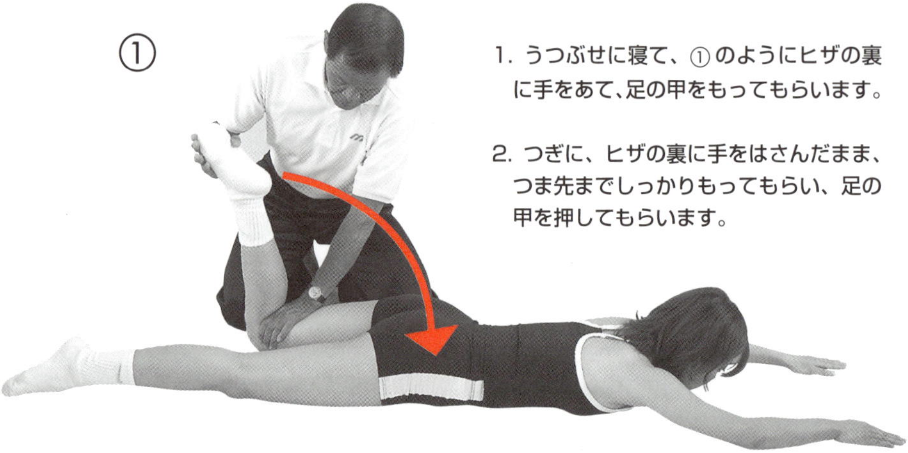

1. うつぶせに寝て、①のようにヒザの裏に手をあて、足の甲をもってもらいます。

2. つぎに、ヒザの裏に手をはさんだまま、つま先までしっかりもってもらい、足の甲を押してもらいます。

②

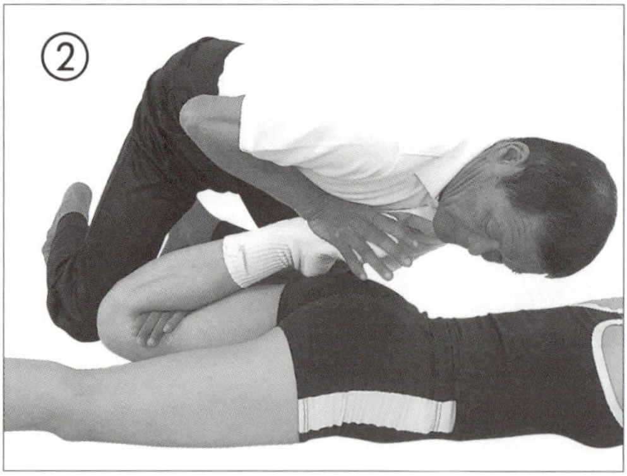

3. そのまま、ゆっくりと②のように尻のあたりまで押してもらいます。このとき、足首のつけ根が伸びるくらい強く押しもらい、それに抵抗してヒザを伸ばすようにしましょう。

4. 足をかえて、同じように反対側も行ないます。

ポイント

＊足の甲をもってもらうときは、つま先までしっかりともってもらいましょう。
＊手のかわりに、丸めたタオルをはさむのもよいでしょう。

■ストレッチベンチを使ったストレッチ

ストレッチベンチの効果と効能

45年前に試作1号が誕生したこのストレッチベンチ。現在では改良が重ねられて、写真のようなスタイルになりました。世界のスポーツ選手たちが、これを使用して治療とコンディショニングを行なっています。また、一般の人や病院での治療器具として、徐々に普及していきました。

このベンチの特徴は、傾斜面に座ると、足裏と座面の角度が約60°になることです。足関節、骨盤が固定され、上半身の重みを利用して前屈できることにより、足底から頸にかけて系統的に、一気に効率的なストレッチができるのです。しかも、脚部が固定されているので安全です。このストレッチで、関節の間隔が広がり、脊椎や腰椎の正しい位置が取り戻せます。その結果、血行がよくなって神経路が改善され、疲労回復と故障部位の回復につながるのです。また、このトレーニングを続けることで柔軟性が得られ、適切に筋力が強化されます。まさに、驚異のストレッチトレーニングマシーンなのです。

1 ストレッチベンチを使ったストレッチ

ベンチに腰を下ろし、フットベースに足を入れます。かかとが浮くようなら角度をゆるめますが、できるだけ角度は強い方がよいのです。ターンバックルで調節できます。次にヒザ頭の少し上をベルトで固定します。

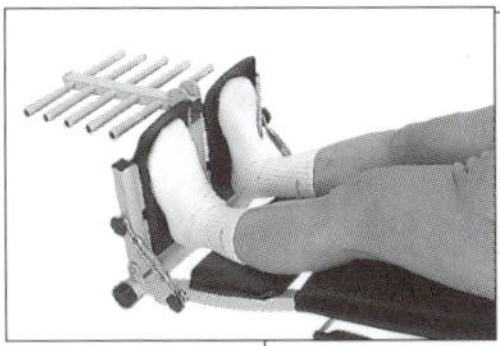

フットベース
60度の角度で
足をセット

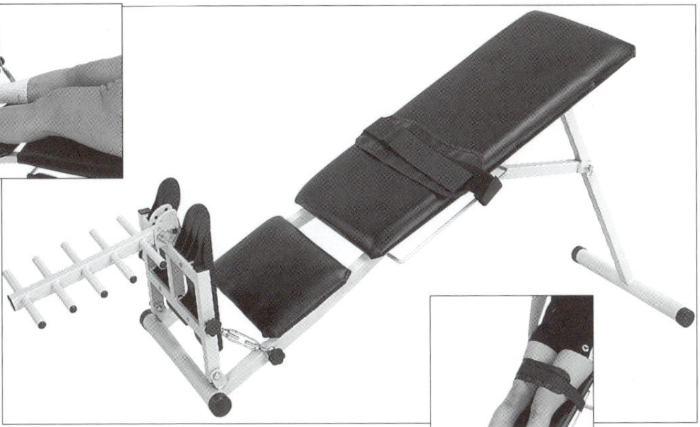

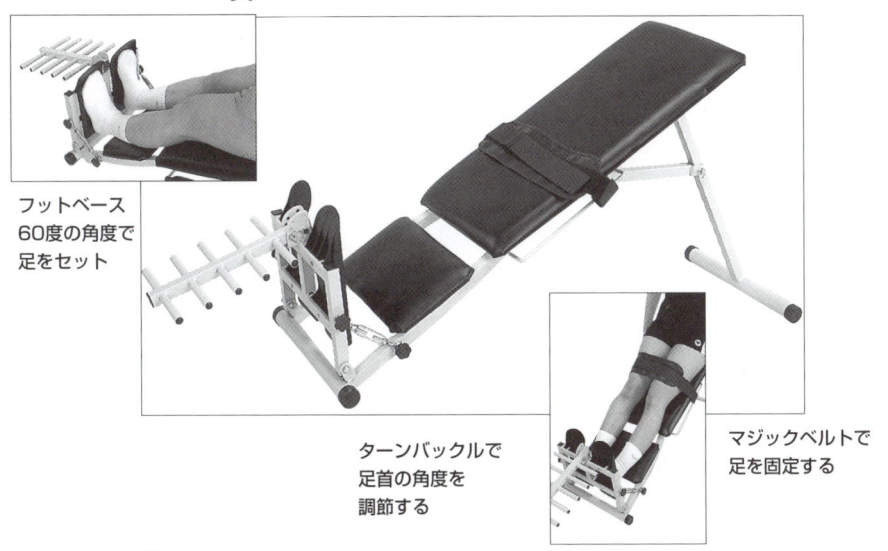

ターンバックルで
足首の角度を
調節する

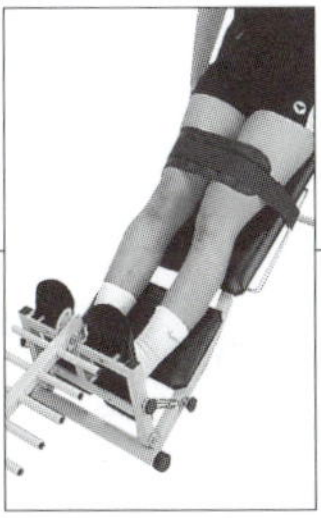

マジックベルトで
足を固定する

2 ベンチを利用した腹・背筋の強化

1. 身体の硬い人や腰痛で前屈ができない人は、①のようにロープなどをつけて、その端の方をもちます。

2. ロープをたぐるようにして、徐々に前屈していきます。

3. 途中、アイソメトリック（静的筋力トレーニング）の要領で、限界がきたら背筋を使って5〜10秒くらい引っぱってみます。

4. この運動を繰り返すと、徐々にロープを短くもてるようになってきます。

①

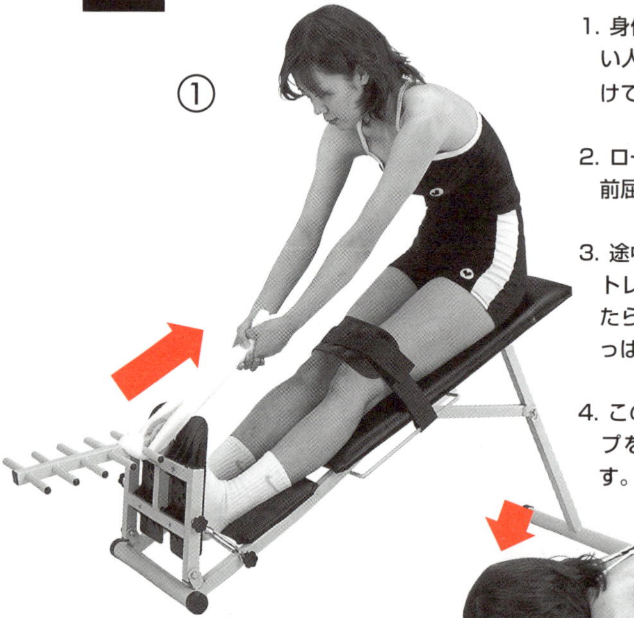

②

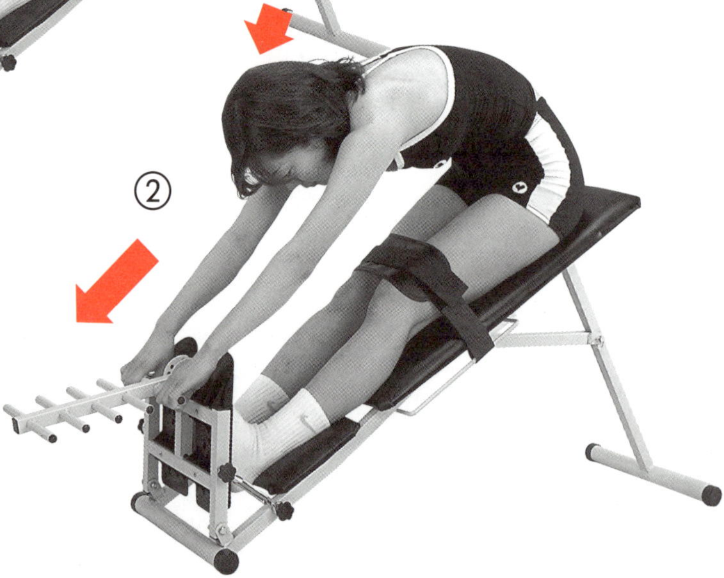

ポイント

＊体を戻すときは、背筋を使って起き上がるようにします。

3 パートナーによるベンチを利用した腰・背筋の強化

①

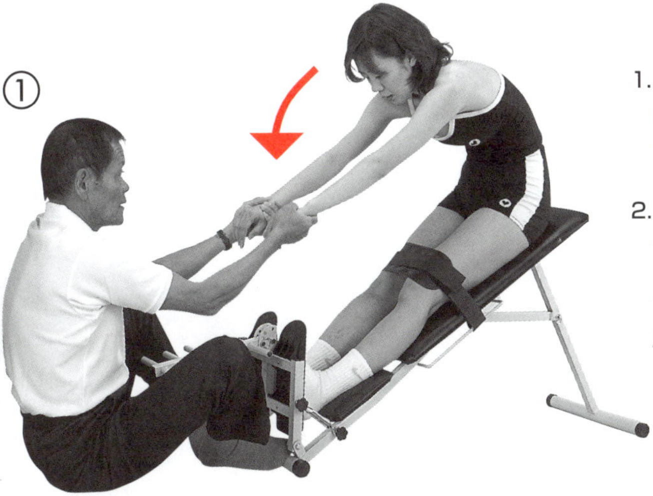

1. パートナーに、①のように相手の手首をもってもらいます。

2. つぎに前屈をします。このとき、パートナーにゆっくり引っぱってもらいながら、限界近くまで前屈を補助してもらいます。

②

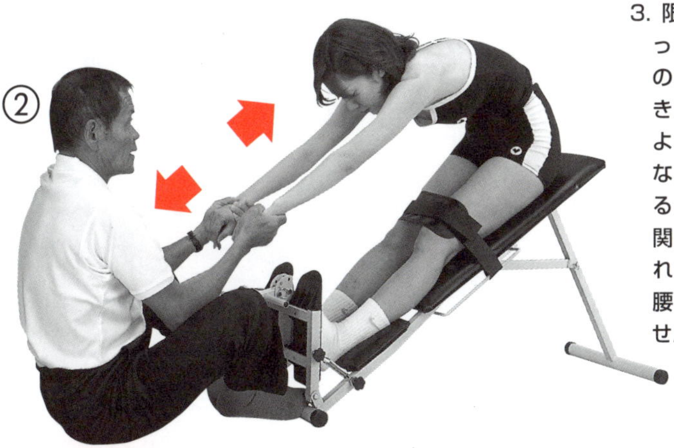

3. 限界がきたら、背筋を使って起き上がります。このとき、パートナーに起き上がりに抵抗を加えるように引っぱってもらいながら、徐々に起き上がるようにしましょう。足関節、ヒザ、腰が固定されているので、けっして腰を痛めることはありません。

ポイント

＊リラックスして、できるだけ限界まで引っぱってもらいましょう。
＊起き上がるときは、上体が垂直になるくらいまでにします。
＊3〜5回繰り返すと腰部の疲労がとれ、また柔軟性と背筋がついてきます。

4 背後からの補助で腰・背筋を強化し、柔軟性をつける

1. パートナーに、ベンチの後方に立ってもらいます。

2. 補助してもらいながら、限界まで前屈をします。

3. 限界に達したら、上体の戻りを少しずつ止めるようにし、小刻みに前屈を繰り返すように背中を押し手もらいます。反動をつけず、1分間に100回くらいのペースで行ないます。

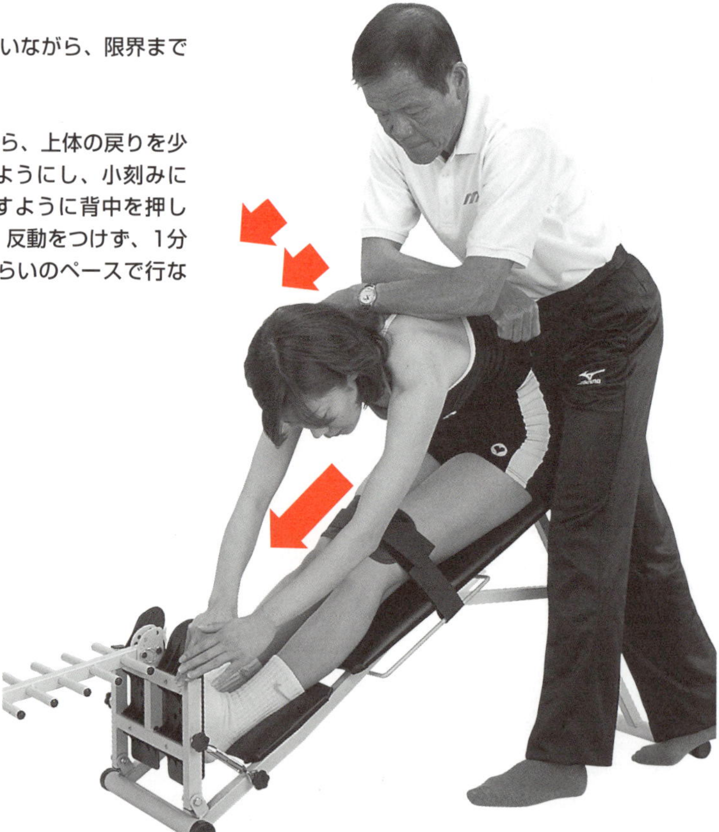

ポイント

上体を押すときは、けっして大きな反動をつけないようにしましょう。

5 パートナーによる後頸《こうけい》部と肩甲骨のストレッチ

①

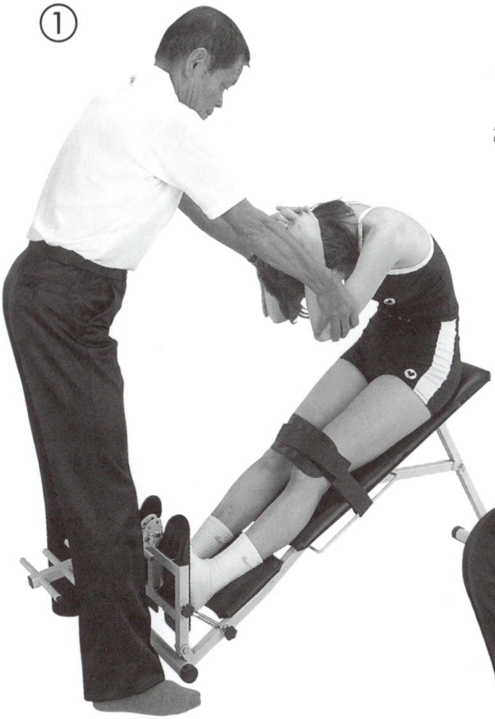

1. ①のように頭の後ろで手を組み、パートナーにヒジをもってもらいます。

2. つぎに、限界まで前屈をします。限界に達したらヒジを押してもらいます。小刻みに20～30秒間に30～50回くらい行ないます。

②

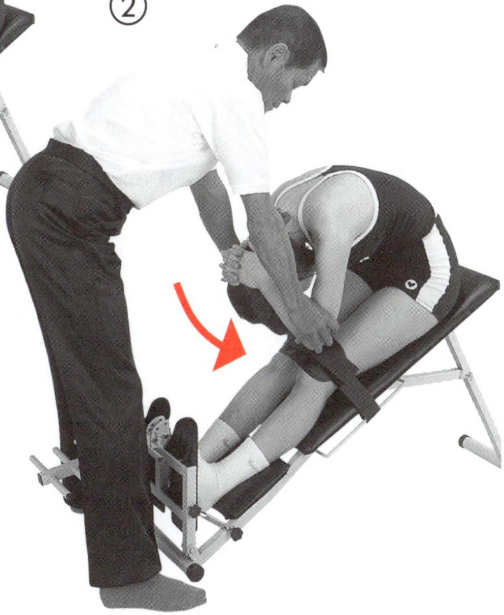

ポイント

＊パートナーは、力いっぱい押さえないように注意しましょう。
＊首部の筋のストレッチになるので、首まわりや肩こり、目や耳の弱い人にはよいストレッチです。

6 上体のひねりを拡げる

1. ヒザ、尻、腰を固定します。パートナーには、左脇の下と右肩の肩甲骨をおさえ、ひねってもらいます。

2. ひねりを戻すときは抵抗を加えるようにし、パートナーにも、力をゆるめないで徐々に戻してもらいましょう。

3. 同じように、反対側も行ないます。

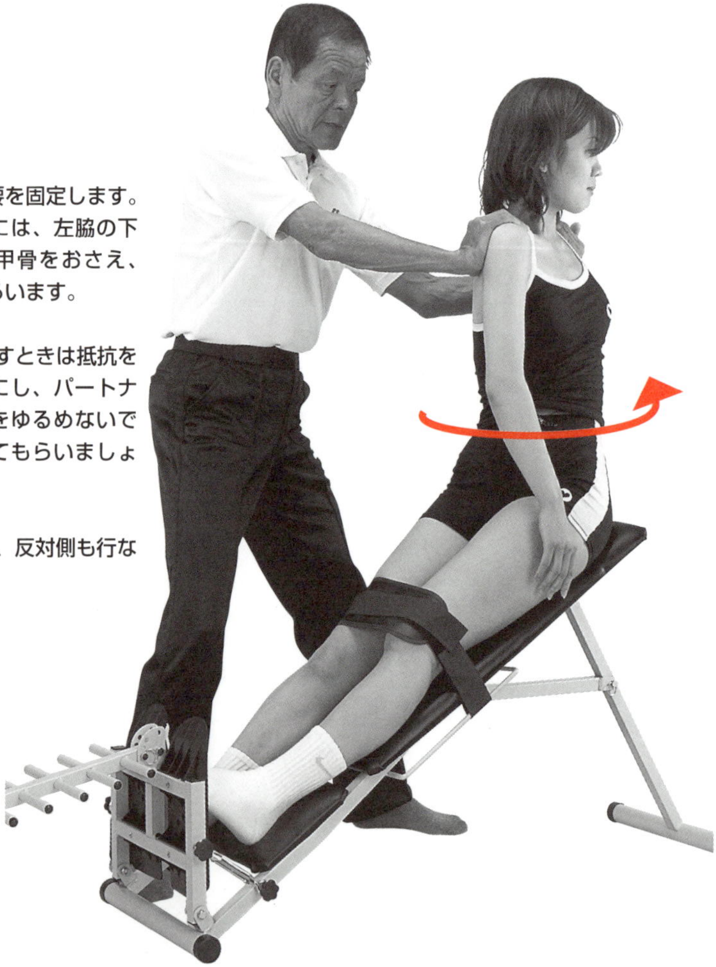

ポイント

＊捻転範囲の広がり、腹斜筋のトレーニングになります。

■ゴルフをする人のストレッチ

1 肩周辺と胸筋のストレッチ

①

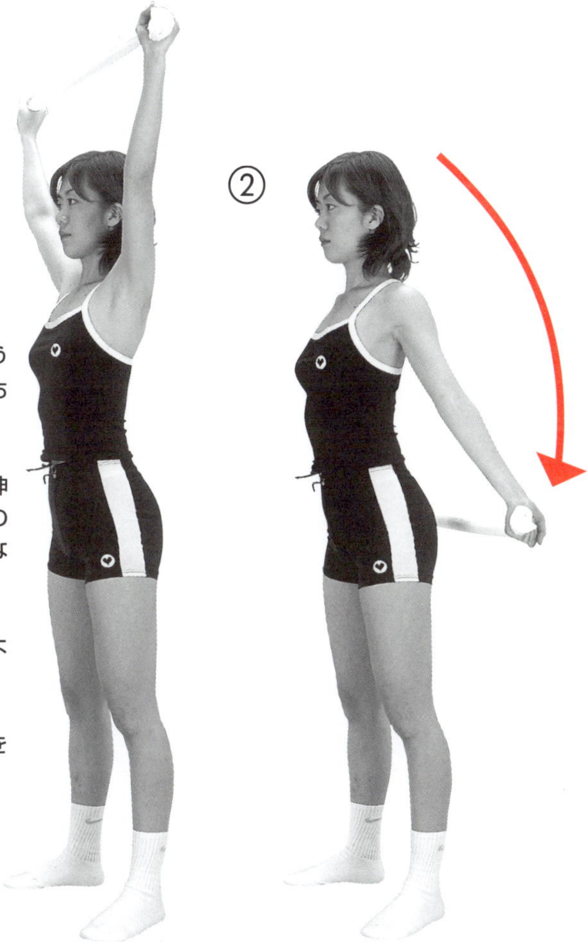

1. 肩幅に足を開き、①のように長めにタオルの両端をもち上げます。

2. タオルをもったまま、背伸びをして胸をはります。このとき、かかとは床から離さないようにしましょう。

3. 腕を伸ばしたまま、③のように後ろに倒していきます。

（タオルの替わりにクラブを使っても可）

ポイント

＊体の硬い人は、片方のヒジを曲げて、右肩と左肩を別々にまわしましょう。

2 アキレス腱・腰・肩周辺のストレッチ

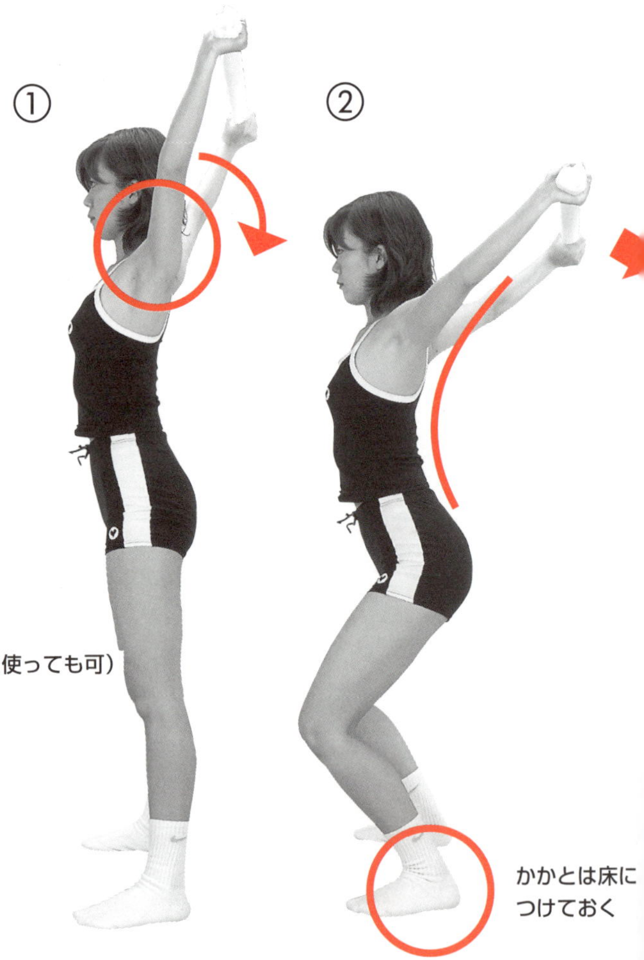

1. 足を肩幅に開き、タオルをもち上げます。このとき、上体を起こして背すじを伸ばしましょう。

2. そのままのヒザを曲げ、タオルを後ろにもっていきます。かかとが、床からはれないように注意しましょう。

（タオルの替わりにクラブを使っても可）

ポイント

＊ヒザを曲げたとき、かかとは床から離さず、ヒジが曲がらないようにしましょう。

3 腰・背・頸《くび》・肩周辺のストレッチ

①

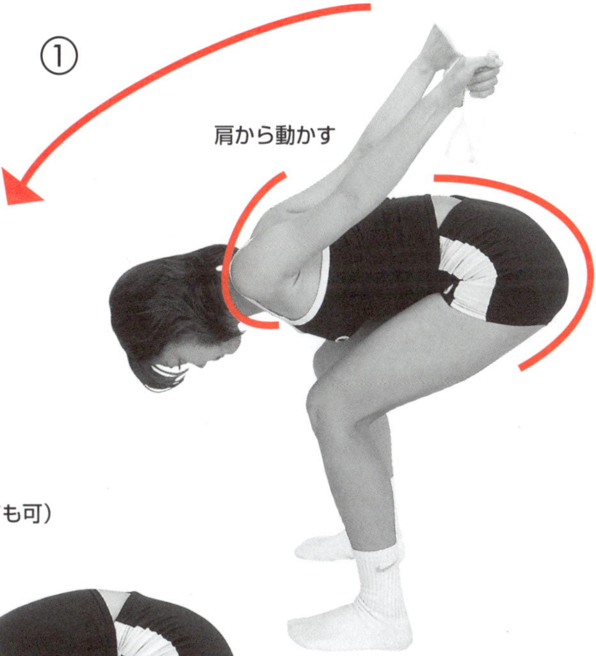

1. ①のように、手のひらが内側になるようにタオルをもち、ヒザを曲げて体を前へ倒します。

2. タオルをもったまま、腕を後ろへまわします。このとき、さらに体を倒し、ももが胸につくようにします。

3. さらに、体を倒して腕を頭の方へ倒します。

（タオルの替わりにクラブを使っても可）

②

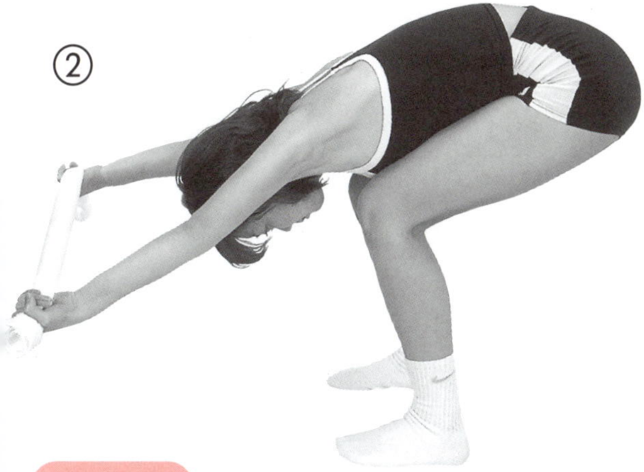

ポイント

＊息を止めず、ゆっくり行ないましょう。
＊クラブをもって体を倒すとき、肩から動かすようにしましょう。

4 腰の捻転の可動域を拡げる

1. 足を肩幅に開き、①のようにクラブを背中にまわしてヒジでもちます。

2. つぎに、肩をできるだけ水平にし、腰を右側へひねります。

3. 同じように反対側も行ないます。

①

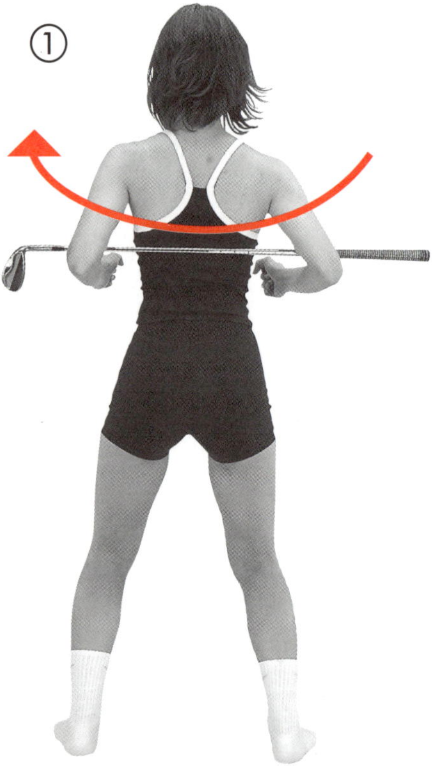

②

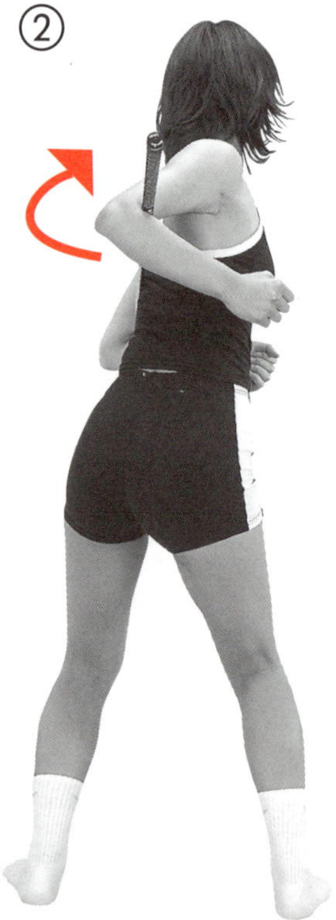

ポイント

＊ヒジはなるべく脇腹から離れないようにしましょう。

5 大腿《だいたい》部前面側腹・肩周辺のストレッチ

1. ①のようにヒザをつき、クラブをもち上げます。

2. つぎに、もち上げたクラブをゆっくりと、
②のように左側斜め後ろにつけます。

3. 同じように反対側も行ないます。余裕のある
人は、クラブの端をもって行なってみましょう。

①

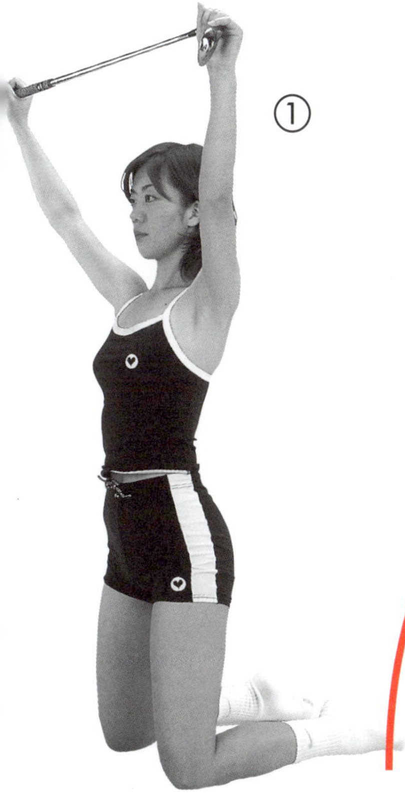

②

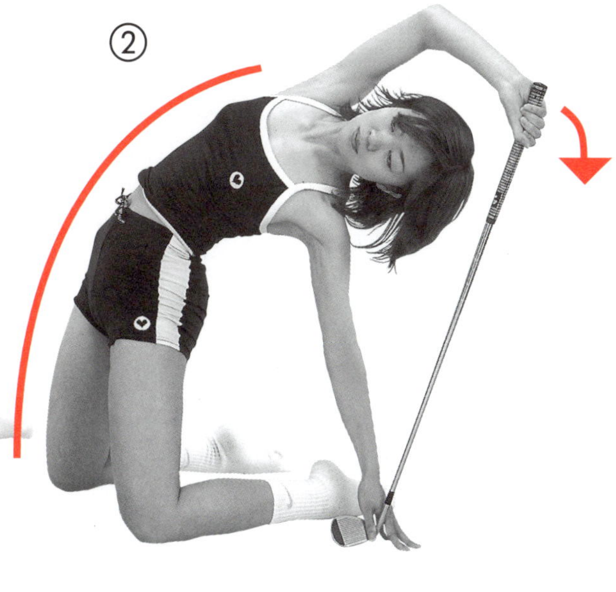

ポイント

＊クラブを斜めにつけるとき、上にある腕を耳につけるようし、脇腹がしっかり伸びるようにしましょう。

6 足・大腿《だいたい》部のストレッチ

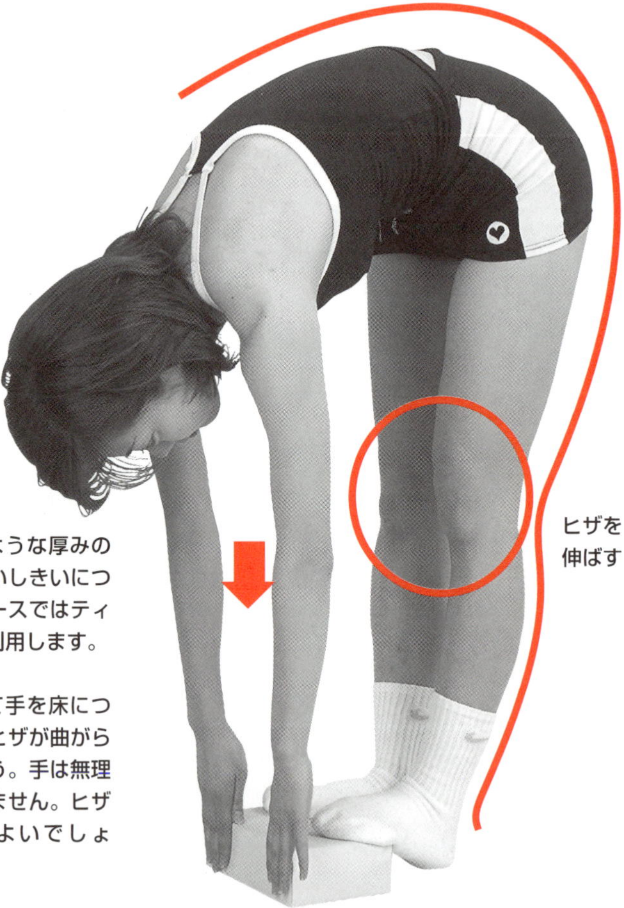

1. レンガや電話帳のような厚みのある本、段差の大きいしきいにつま先をのせます。コースではティーグランドの傾斜を利用します。

2. つぎに、腰を曲げて手を床につけます。このとき、ヒザが曲がらないようにしましょう。手は無理につけることはありません。ヒザを曲げない程度でよいでしょう。

ポイント

＊床に手をつけるとき、ヒザが曲がらないように注意しましょう。

7 腰・大腿《だいたい》部のストレッチ

1. ① のように、クラブを背中とヒジではさみます。

2. 右足を前に出し、上体を起こして腰を落とします。このとき、左のヒザは曲がらないようにし、アキレス腱をしっかりと伸ばします。

3. 足をかえ、同じように反対側も行ないます。

①

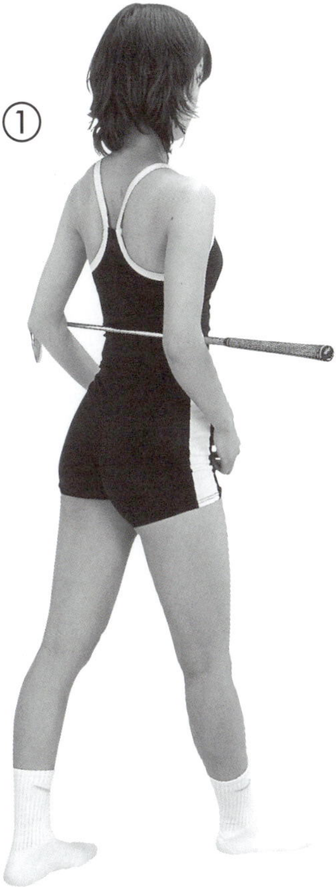

②

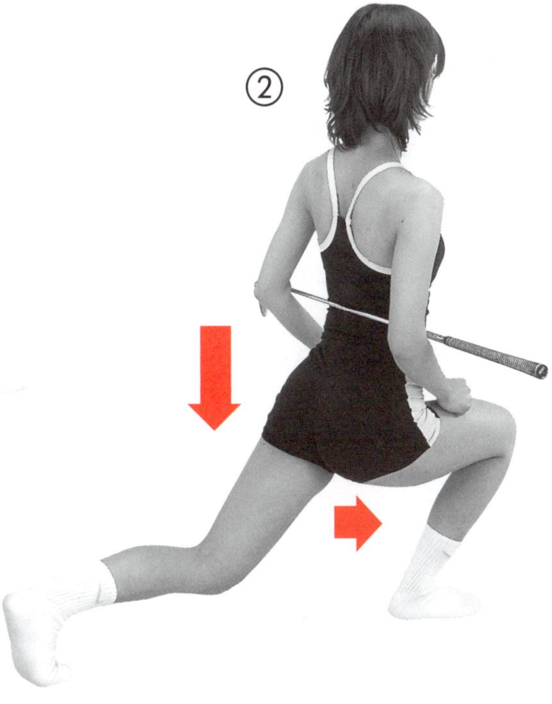

1日7ラウンドのギネス記録
健康優良爺の内田さん

日本は、世界で一番の長寿国とはいえ、高齢化、要介護老人問題等が大きな社会問題となっています。また、多くの人が望むのは、健康であるということと長生きするということ。

私の知り合いに、健康優良爺を目指す、内田さんというそれは元気な高齢者の方がいらっしゃいます。千葉に住む内田さんは95歳。毎週3～4回は手引きカートでコースを歩き、ゴルフを楽しんでいらっしゃいます。そして、なんと1日7ラウンドというギネス記録保持者でもあります。私は、この内田さんの元気の秘密を探るべく、一緒にプレーしたあとに脚を診せてもらったことがあります。すると脚の形が53年間走り続けている私と同じ型の脚だったのです。脊椎も正しいアーチを描いていて、見事なものでした。さらに詳しく話を聞くと、もちろん酒やたばこは一切やらず、若いときには養蚕の仕事のため、1日約100kmの道のりを、今でいうママチャリ自転車で走りまわっていたのだそうです。

68歳になって、趣味がなくては早死にするとゴルフをはじめ、まもなく30年。目標は、スコアが年齢以下である100歳のエージシュートだということでした。

身体の老化は、関節などの痛みから運動が不足がちになり、どんどん筋力などが弱っていき、さらに関節などの痛みがひどくなるという、悪循環をくり返していきます。

老化を防ぐ大切な要素は、筋力を保つトレーニングとコンディショニングの継続です。ここへ喫煙や飲酒、食事や精神的なストレスの問題などが加わっていきます。
　内田さんがこうして元気でいらっしゃることが、正しい老化防止策がなんであるかということの答えのように思えます。
　私が内田さんに著書を差し上げたときに、内田さんが書いた本をいただきました。
　この本を参考にさせていただきながら、私も彼のように健康優良爺を目指していこうと思っています。

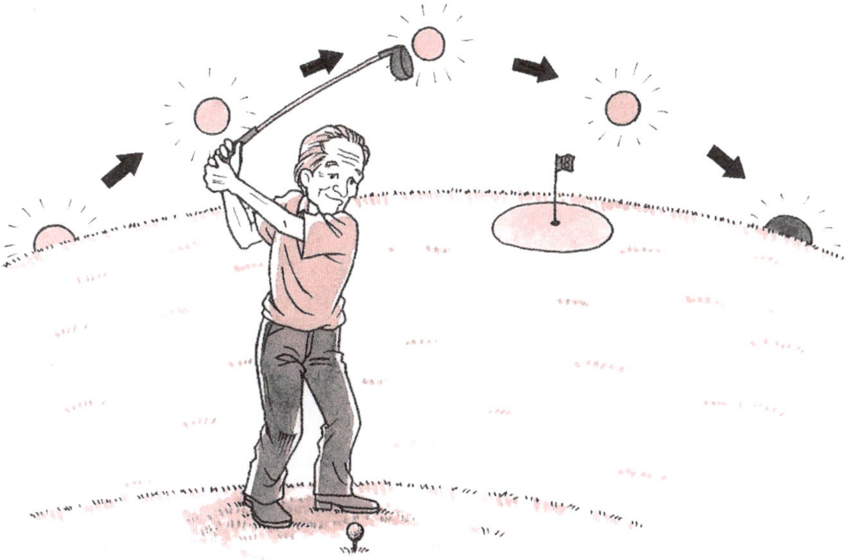

■テニスをする人のストレッチ

1 肩関節の可動域を拡げる

①

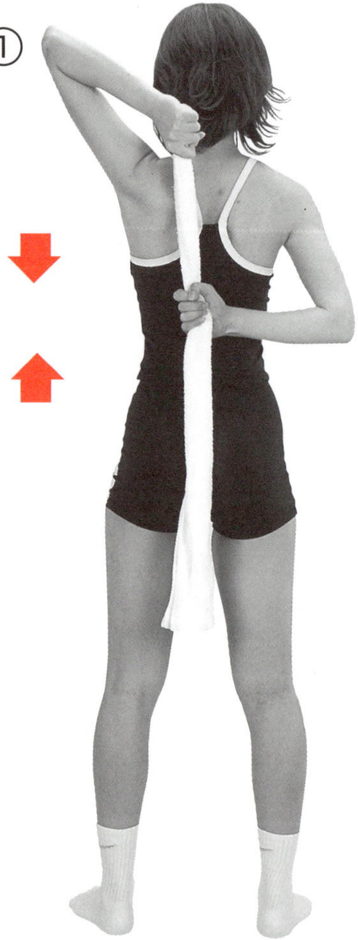

1. ① のように、左肩を上にしてタオルを背中でもち、上下へ交互に引っぱります。

2. 手をかえて、同じように引っぱります。

3. 慣れてきたら、タオルをさらに短くもって行ないましょう。

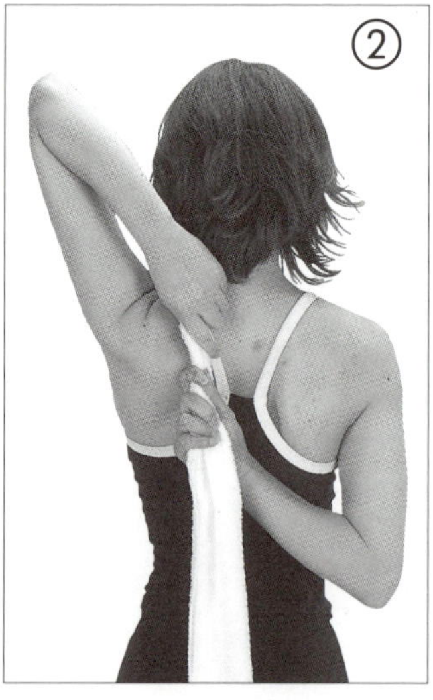

できるだけ
手を近づける

ポイント

＊タオルをもつとき、できるだけ右手と左手が近づくようにもちましょう。

2 前腕屈折群と手関節を伸ばす

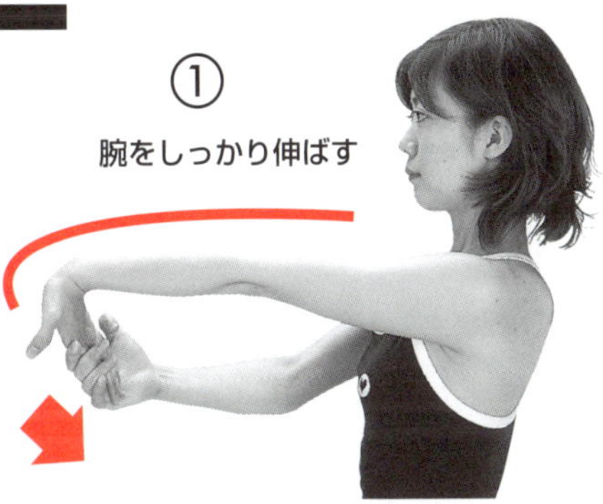

1. ① のように、左手を前にだして右手で指をつかみます。

2. つぎに、つかんだ指を手前に引っぱります。このとき、手首が伸びるように引っぱりましょう。

3. 手をかえて、同じように反対側も行ないます。

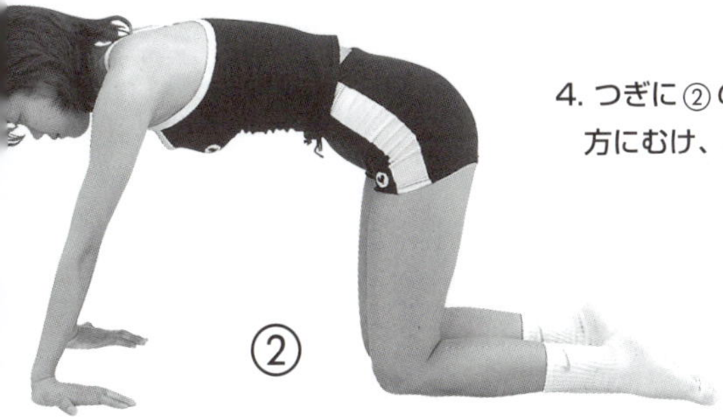

4. つぎに ② のように、手の指先をヒザの方にむけ、よつんばいになります。

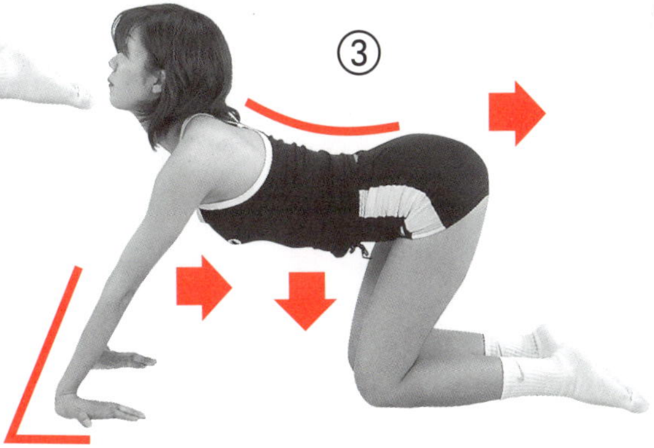

5. そのまま、両ヒジを前へ、おなかを床の方へつき出すようにして、手首の腱を伸ばしましょう。10〜20秒間行ないます。このとき、顔は下にむけずに上げましょう。

ポイント

＊出した腕は、ヒジが曲がらないようにしましょう。
＊おなかを床の方へつき出すとき、尻をできるだけ引くようにすると、手首の腱が伸びます。

3 ヒザ関節を柔軟にする 股《こ》関節と大腿《だいたい》部前面のストレッチ

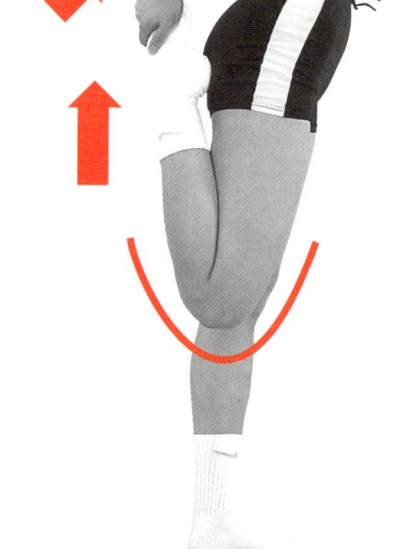

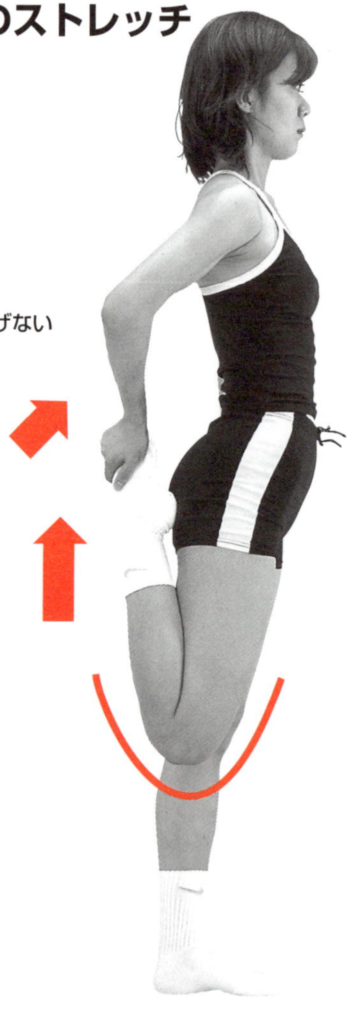

1. 右足を曲げ、後ろでつま先をもちます。

2. そのまま、軽く引っぱります。上体はしっかり起こし、背中が曲がらないようにしましょう。

3. 足をかえて、同じように反対側も行ないます。

ポイント

＊足を引っぱり上げるとき、上体はしっかり起こし、背中が曲がらないようにしましょう。

＊肩は開くようにして、下げないようにしましょう。

4 腰椎角度改善のためのストレッチ

①

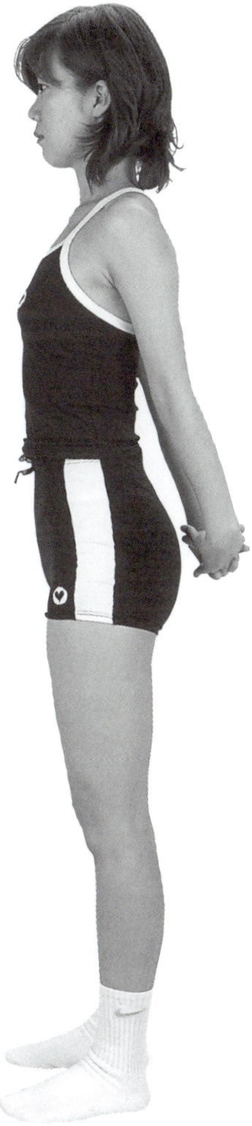

1. 少し足を開いて立ち、① のように後ろで手を組みます。

2. ②のように、ヒザを曲げて上体を前へ倒し、後ろで組んだ手をヒジを曲げないようしながら上げます。このとき、かかとは床から離さないようにします。

②

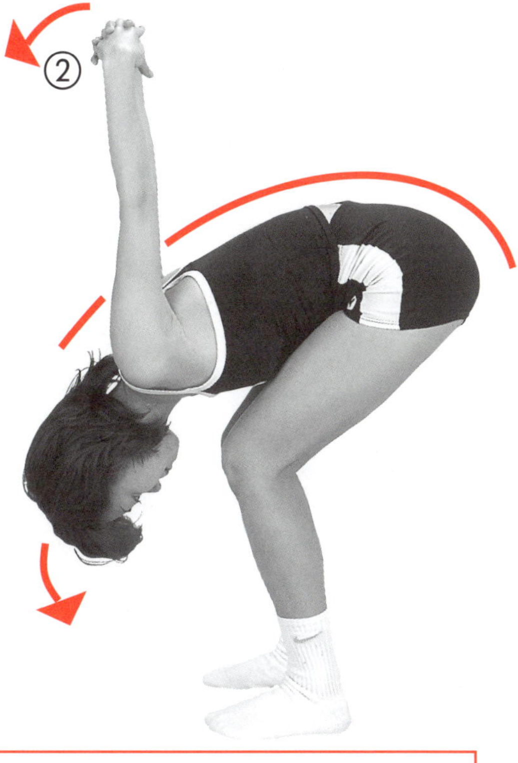

ポイント

＊上体を前に倒したとき、かかとが床から離れないようにしましょう。

5 体側と大腿《だいたい》部裏面中心のストレッチ

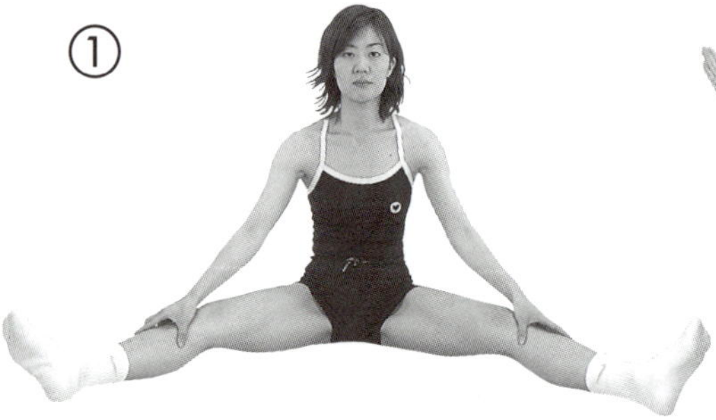

①

1. ①のように、ヒザが曲がらない程度に足を開いて座ります。

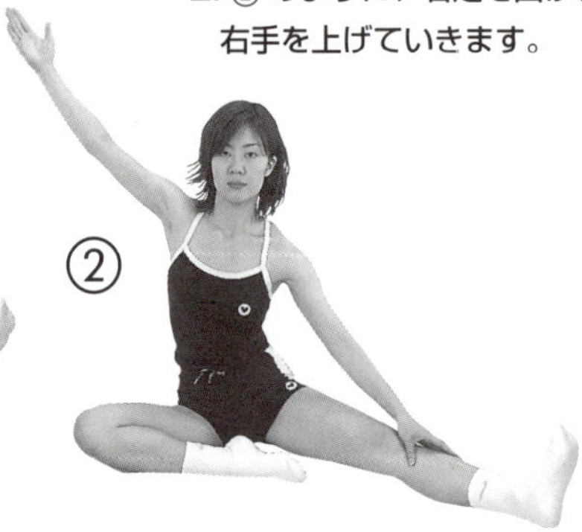

②

2. ②のように、右足を曲げ、右手を上げていきます。

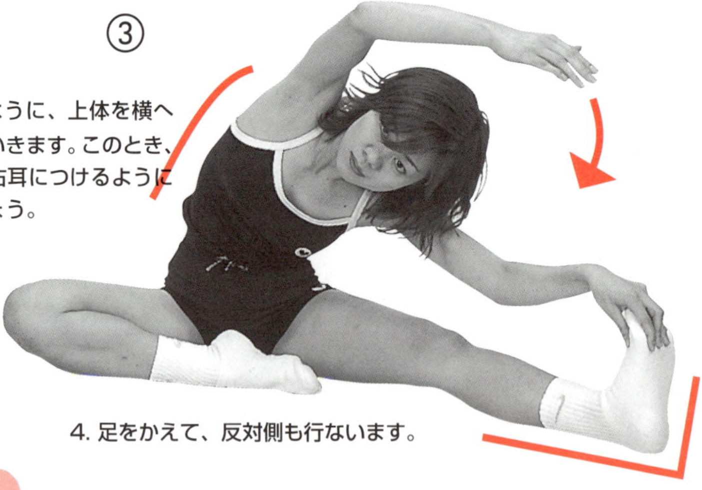

③

3. ③のように、上体を横へ倒していきます。このとき、右腕を右耳につけるようにしましょう。

4. 足をかえて、反対側も行ないます。

ポイント

＊上体を横へ倒したとき、伸ばしている足のヒザが曲がらないように注意しましょう。また、このとき、上になっている腕を耳につけると、しっかりと体を伸ばすことができます。

6 大腿《だいたい》部表側と腰を伸ばす

①

1. ①のように、あおむけになって寝て右足を伸ばしたまま上げ、足首を立ててヒザを曲げます。

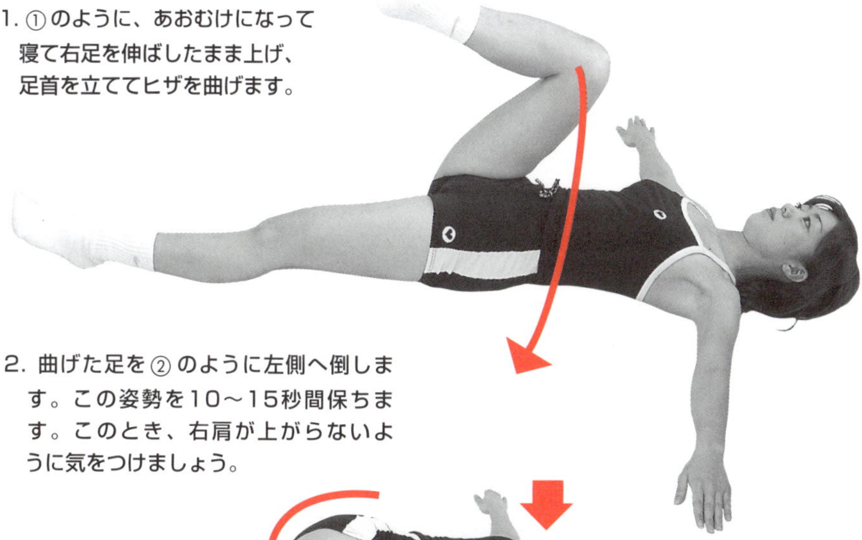

2. 曲げた足を②のように左側へ倒します。この姿勢を10～15秒間保ちます。このとき、右肩が上がらないように気をつけましょう。

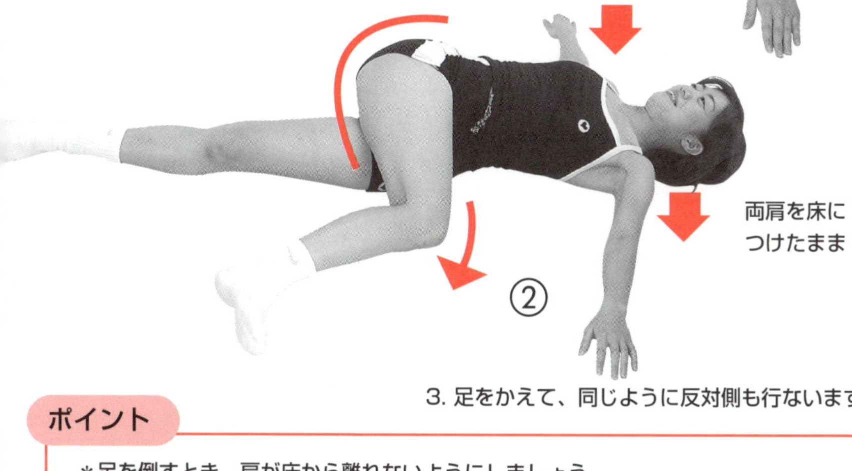

②

3. 足をかえて、同じように反対側も行ないます。

ポイント

＊足を倒すとき、肩が床から離れないようにしましょう。

＊ただ足を倒すのではなく、腰ごとひねるようにすると、肩も上がりにくく、腰の筋もよく伸びます。

私のストレッチ治療日記から／6

長崎の整形外科医　前田先生との出会い

　あるとき、ひとりの整形外科の先生から電話が入りました。私は、その方とはまったく面識がありませんでした。その先生は、長崎医大の腰痛研究グループで勉強し、さらにアメリカで腰痛治療の研修もしたという方でした。彼は、自分が開業するにあたり、中川式のシステムを取り入れたいということで、連絡をしてくれたのだそうです。是非、私が開発したメディカルSTTマシンを購入したいとのことでした。私が知る限り、ほとんどの医者が私の治療法に対し、「そんなもので治るわけがない」とか、「治ったのは軽症だったからだ」などと、自分の勉強不足や力のなさを認めず、自分の権威を守ろうとする人ばかりでしたので、私はその方の謙虚で素直な姿勢に感心し、是非力をお貸ししようと思いました。

　私は、中川式の治療システムについての話を詳しくして、「もし先生がこの治療法を採用されるのなら、長崎まで行って指導します」と約束をしたのでした。それから、私は究極の治療器と私が提唱するメディカルSTTマシンを長崎に送り、私の休診日にその先生がいる病院を訪ねました。その病院は、私が今までみた病院とあまり変わらない設備で、治療には物足りないと感じられました。私はマシンを設置し、看護婦さんやそこにいた患者さんに試してもらいました。説明や指導を終え、昼食をとりながら、私はその先生と腰痛の治療法などについての話をしました。私は、究極の治療とは身体のバランスを整え強化することに尽きるということを専門医であるその先生に力説したのでした。彼は、私の話に大いに共感し、中川式治療を取り入れて、より多くの患者さんの助けになることを約束してくれたのでした。

　それからしばらくして、彼から、患者さんも増えて大きな効果を上げているという便りが届きました。

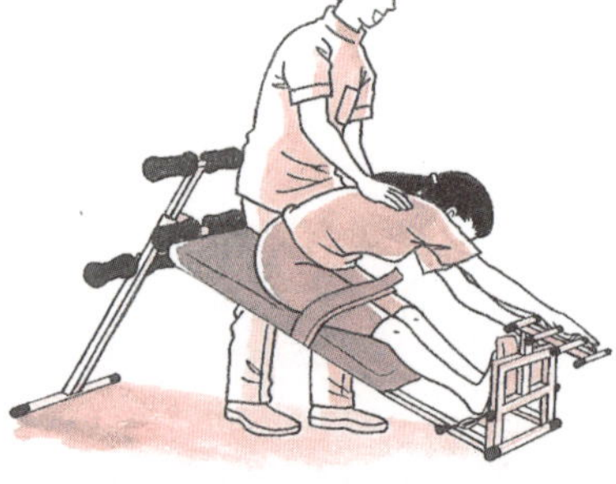

PART 3

実例が証す、中川式治療の速効効果！

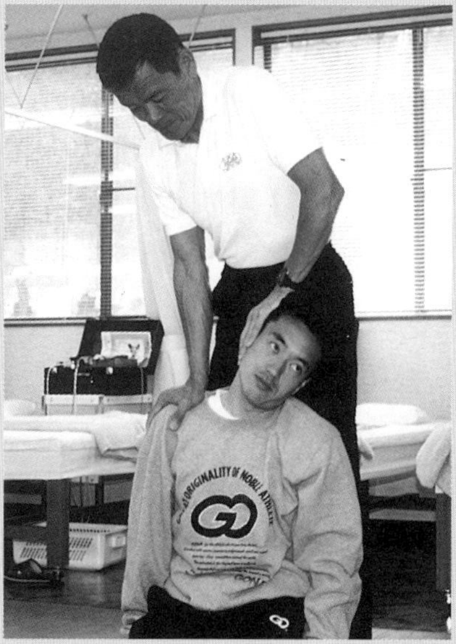

ダイエー　小指　徹　選手
どんな治療も効果がなかった足底の痛みを
3日の治療で治した

腰が痛くて走れない…。
外国駅伝選手のエースを治療

レニングラード大学
駅伝女子選手

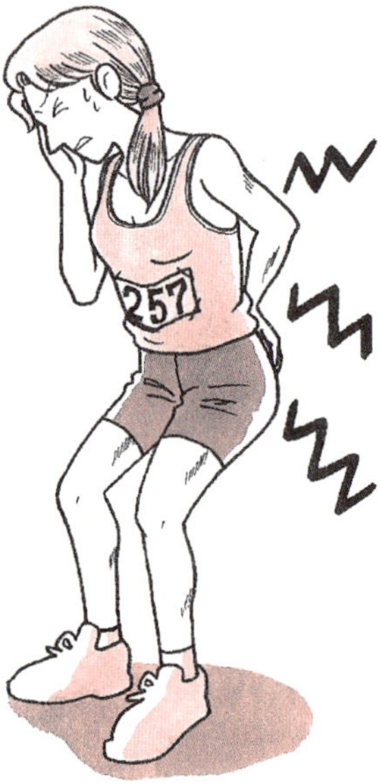

病　状	腰背部大腿部拘縮
治　療	問診のみに頼らず、ストレッチベンチに座らせてゆがみを見る。 中川式ストレッチとマッサージを施す。 対症療法としては温冷療法と、最低限の投薬。

私がその選手に出会ったのは、1991年に大阪で開かれた国際招待全日本選抜大学女子駅伝でした。中京大学チームの監督として参加していた私は、開会式があったあるホテルで、ひとりの選手が泣いているところに出くわしました。その選手は、この大会で優勝候補と言われていたレニングラード大学のエース区間を走る選手だったのです。

話を聞いてみると、足腰が痛くて明日の大会ではとても走れない、とのこと。私は彼女をストレッチベンチに座らせて、体のアンバランスを確認し、説明しました。そして、中川式のストレッチやマッサージをしてあげることになったのです。

治療が終わって体の軽くなった彼女は、笑顔を取りもどして帰っていきました。そして、大会の日。監督室でテレビの中継を見ていた私は、エース区間を素晴らしい走りでぐんぐん順位を上げている彼女の姿を見ることができたのでした。彼女は、この大会で区間新の区間賞を受賞しました。

大会が終わり、彼女は私のところやってきて「区間賞のメダルをもらって欲しい」と言ってくれたのでした。

選手のコンディショニングも、ゆがみを正し、疲れを取り除き、気持ちを整えてあげられることで、不調から一気に快調へ導けるのです。

医者もさじを投げた
一歩も動けない巨体が回復！

川合　淳くん

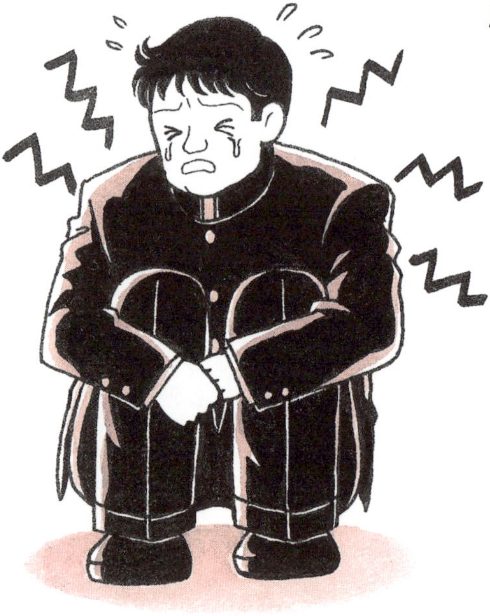

病　状	柔道でのケア不足でヘルニア
治　療	減量とストレッチベンチを使ったストレッチやエルゴメーターでのトレーニング。 赤外線サウナを使用。

彼は、東京から母親に連れられて私のところにやってきました。父親も母親もスポーツマンで、彼はその遺伝子を受け継いでか身長は190cm。しかも、体重は130kgと、とても大きな体をしていました。そのためヘルニアになり、とうとう動けなくなってしまったのです。

彼は、ヘルニアに関して名医と言われる医師たちのもと、5年もの間さまざまな治療を行ない、また入院も何度もしたあげく、とうとうサジを投げれられてしまったのだと話してくれました。

もう治療をしてもらえるところもないと途方にくれていたとき、母親がたまたま私の著書を読んで、藁《わら》にもすがる思いで私のところへ連絡を入れてくれたのでした。

こうして、川合くんの治療は始まったのですが、順調とは言いがたい道のりでした。治療をはじめた当時は、1mを歩くのもやっとで、ストレッチベンチでの前屈はとてもひとりではできず、3人がかりで前から引っぱり、後ろから押してといった具合でした。しかし、1日5〜6時間のトレーニングを根気よく続け、1週間、1ヵ月とたつと前屈度も進んでいきました。そして、6ヵ月を過ぎるくらいになると、体重は93kgまで減り、4〜5kmも歩けるようなったのです。そして、彼は職場にも復帰でき、普通の生活を送るようになれたのでした。

名医にサジを投げられても、人間の身体は整えてやり、強化してあげれば治るのです。

実に多い、プロゴルファーの腰痛

プロゴルファー・谷口　徹さん、檜垣繁正さん、山本昭一さん

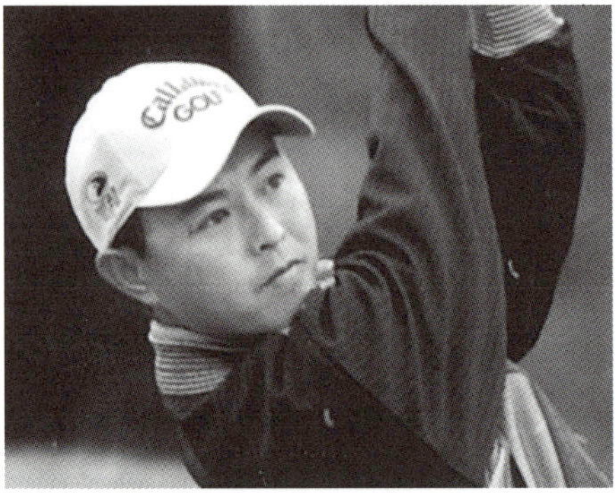

（谷口　徹プロ）

病　状	腰椎椎間板ヘルニア、腰痛
治　療	ストレッチベンチを使ったストレッチ

プロゴルファーの中で、腰痛の悩みをもっている人は少なくありません。谷口徹選手、檜垣繁正選手、山本昭一選手もまた腰痛などのトラブルを抱えていた選手たちです。彼らは、ストレッチベンチが是非ほしいと連絡をくれました。谷口選手は腰椎椎間板ヘルニアをカバーするプレーをするため、檜垣選手は腰を使ったスイングを安心して行ない、飛距離を伸ばすため、山本選手は中腰前傾の姿勢でするパットを使った練習を行なうため、といったそれぞれの目的があり、STTマシンを注文してくれたのです。本当は、私がトーナメントごとにコンディデョニングをしてあげられればよいのですが、それはなかなか難

しいことです。
　ストレッチベンチを使ったそれぞれのトレーニングを行なってほしい、そう思った私は、さっそく選手たちのもとへSTTマシンを送りました。その後、テレビや新聞では彼らが大活躍している様子が報道されています。これも、本人の努力とストレッチベンチの効果がもたらした結果ではないでしょうか。

私のストレッチ治療日記から／7

自力で治せる！　私が開発したSTTマシン

　私は、現在も全国の腰痛などに苦しむ患者から連絡をもらい、それに対処しています。しかし、物理的なことを考えれば、いくら強靭な精神を持っていたとしても、私にも対処できる限界というものがあります。そこで私は、補助なしで患者個人でも正しいストレッチができる、そんなマシンを毎日夢に見て、考え続けていたのでした。プロのスポーツマンにも、重傷のヘルニア患者にも、高齢者にも、力の弱い女性にも、正しいストレッチと治療が可能なマシン。私は考え抜き、そしてやっとのことで完成したのがSTTマシンだったのです。Sは、ストレッチングのSで、今までと同じように前屈ができるように。Tは、トリートメントのTで、治療。大腿部や腰背部の拘縮を取り除き、腰椎をはじめ関節を正常化します。最後のTは、トレーニングのT。一番難しい背筋そのものの強化を安心して行なってもらえます。つまり、このSTTマシンは、ストレッチ・トリートメント・トレーニングという役目を一台で行なえ、しかもウェイトを調節することにより、子どもや高齢者、またトップアスリートまでが一人で使用できるというマシンなのです。私は、完成後にまず全日本マラソン長距離合宿に持参しました。いかに疲労回復ストレッチがすばやく、そして正しく行なうことができるかを実際に試してもらいました。もちろん結果は皆が大満足するものでした。そして、スポーツ選手を抱える事業団や大学などからも、次々に採用されることとなりました。

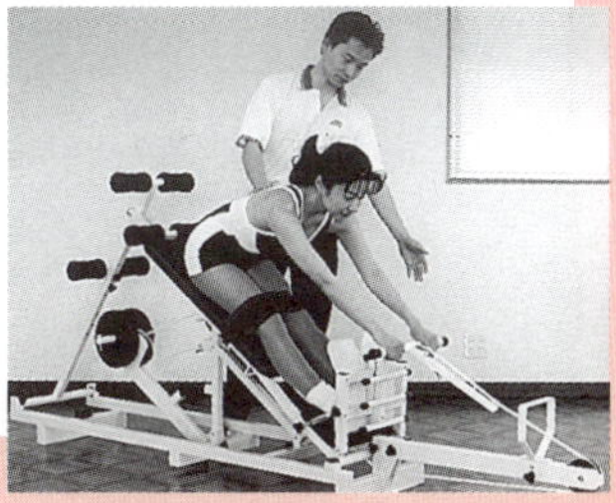

8年間苦しんだ腰痛が 28日で治った！

外国航空のスチュワーデス

病　状	両下肢の疼痛により歩行不自由
治　療	遠赤外線交代浴気泡浴 1日3〜5時間の中川式基本ストレッチと腹筋回復トレーニング。 負荷重量25kg位からのSTTマシントレーニング治療。物理療法

いろいろな縁故を頼り、私のところへきた彼女は、東京に大雪があった日に転倒して以来、8年間も腰の痛みに苦しんでいました。

私のところにくるまでに、東京の権威と言われる医師にはほとんどかかり、入退院をくり返し、カイロプラクティスや接骨院、AKA療法、オステオパシー骨盤矯正など、実に13もの治療法を受け、結局どの治療も彼女を痛みから解放することはなかったのです。これらの対症療法では腰痛からは解放されず、中川式治療は根本的な解決をしていく治療だということを説明しました。彼女は入院し、1日3〜5時間のストレッチとトレーニングを行ないました。最初はなかなか思うようにいかず、精神的にも落ち込みがちで

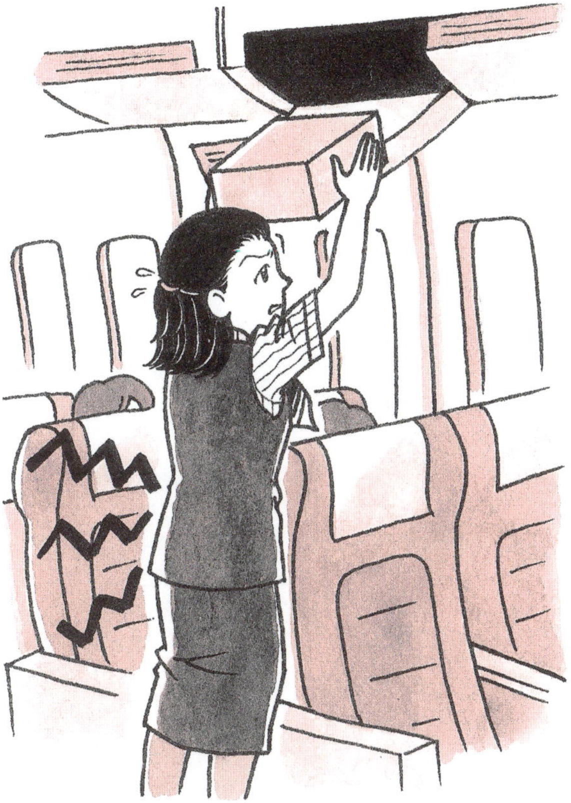

したが、続けるうちにどんどんと効果が現れ、治す意欲が湧いてきたようでした。

入院して28日目を過ぎた頃、用事があるということで一度東京へ帰ることになりました。後日、彼女は電車に乗ったときの話をしてくれました。東京へ帰る電車に飛び乗ろうと無意識のうちに階段をかけのぼり、はっと気がついたそうです。「今まで、腰が痛くて歩くのもつらかったのに、かけのぼれちゃった」と。そして、彼女はあと10年、定年まで働きますと言って退院していきました。

プロゴルファーの激しいヒザ痛と、肩関節痛

プロゴルファー・平瀬　真由美さん、白戸由香さん

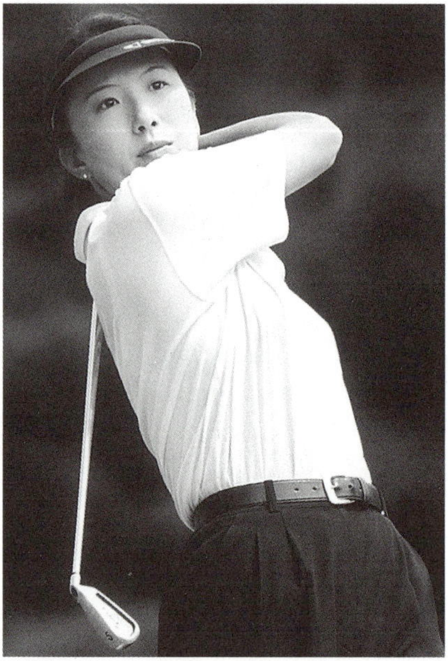

（平瀬真由美プロ）

病　状	ヒザの一部腱等がはまりこみ曲げ伸ばし不可能（白戸さん）、肩関節周囲炎（平瀬さん）
治　療	ヒザ関節は、ヒザ裏に手をはさんで行なうストレッチで、肩関節は、テコの原理で物理的に関節を拡げるストレッチで治療

女子プロゴルフ協会のトレーナーである私は、年間4〜5回中部地区開催のトーナメントへ出向き、プロ選手のコンディショニングを担当しています。

この日もいつものように、クラブハウス内にあるコンディショニングルームで選手の身体を調整していました。すると突然、半泣き顔で入ってきたのが白戸由香選手でした。話を聞いてみると、練習場で突然、ヒザが曲がりもしなければ伸びもしなくなり、痛くてボールも打てない、棄権して帰るいうのです。私はそれを聞き「帰るにしても、歩けないとね」治療をはじめました。はじめは痛がっていた彼女も、気がつくとヒザが曲げ伸ばしできるようになっていました。

数年後、今度は平瀬真由美さんから相談にのって欲しいと言われ、話を聞きました。「肩が痛いんだけれど、お医者さんでは手術をすすめられている」ということでした。私は「すぐ治してもいい？」と聞きました。彼女は、アドバイスをしてもらえると想像していたのに、いきなり治すなんて、とびっくりしている様子。そして、ほんの1分ほど、私は筋肉関節を正常化する施術を試み、その場で治ってしまったのです。彼女もとても驚き「なぜ？」の連発でした。もし、手術をしていたら、このシーズンは棒にふり、また、復帰に際してはずいぶん厳しいスタートになっていたのではないでしょうか。

大会前日のピンチも
ストレッチベンチで全快

佐藤征夫さん

病　状	腰椎椎間板障害、腰部捻挫
治　療	ストレッチベンチにより腰椎と関節を正常化。腰仙骨の鋭角化を矯正。

私が治療したゴルフ愛好家ばかりが集まり、全快コンペをはじめたのが12年前のこと。参加者は、腰や肩の痛みでもうゴルフはできないと思っていたのに、再びクラブをにぎってグリーンに立てた喜びを皆で分かち合おうと2、3ヵ月に一度集まってくるのです。

そんな仲間の中に、3年連続笹戸カントリーのクラブチャンピオンに輝いた佐藤征夫さんがいます。シニアの全国大会にも出場する実力者ですが、今回はすんなりクラブチャンピオンになれたわけではありませんでした。腰痛に襲われてプレーは崩れ、ゴルフにならなかったのです。

佐藤さんが私のところに来院したのは、なんとクラブ選手権の前日でした。「多少時間は要しますが、今日中に治しましょう」と治療をはじめました。佐

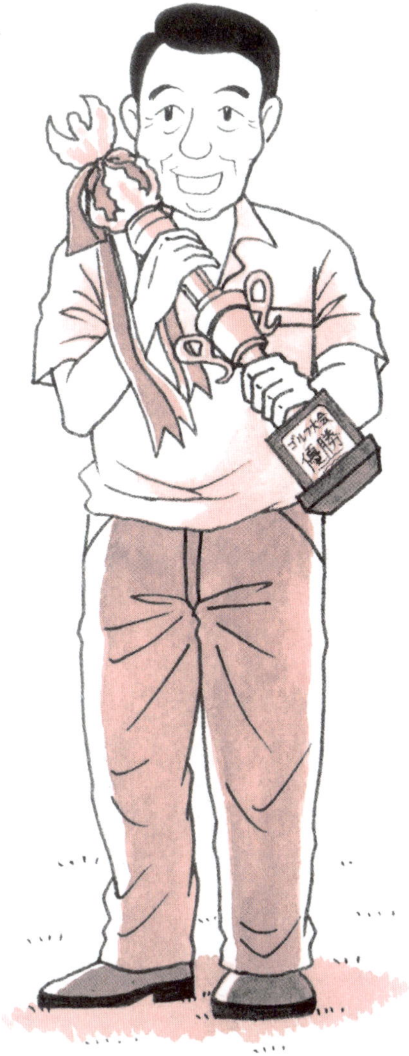

藤さんの身体は器械体操をやっていたというだけあって、とてもシニアとは思えないほど立派でしたが、腰椎の5番と仙骨の間が鋭角なっていて、ストレッチベンチで前屈してみると、右背が極端に盛りあがっていました。STTマシン50kg位で施術を施し「もう大丈夫ですよ。明日は思いきってプレーしてください！」と励ましました。

　翌日、3年連続笹戸カントリーのクラブチャンピオンになれたという報告とお礼の電話もらいました。佐藤さんの声はほんとうにうれしそうでした。

講演会でも証明された 中川式即効治療の効果

肥満型腰痛の中高年男性、五十肩で肩が上がらない男性、
ヒザが痛くて正座のできない70歳代の女性

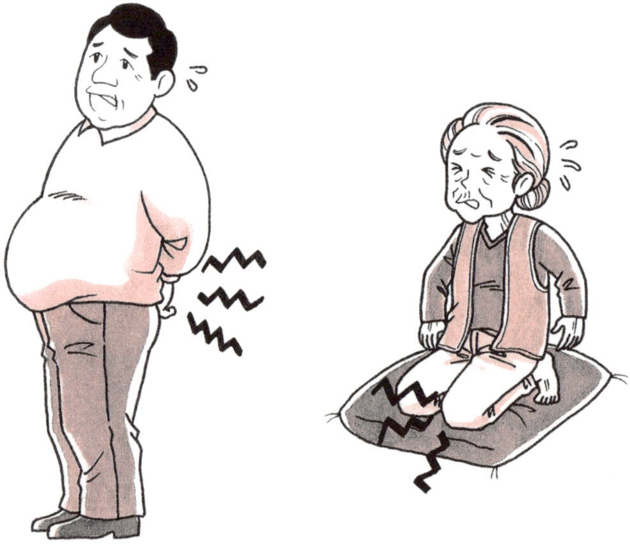

病　状	腰痛男性……肥満特有の反り腰 肩痛男性……初期の五十肩 ヒザ痛女性…変形性ヒザ関節症、筋力低下、関節狭少
治　療	腰痛男性……大腿部のストレッチ 肩痛男性……肩関節の狭少化矯正 ヒザ痛女性…テコの原理で正常化

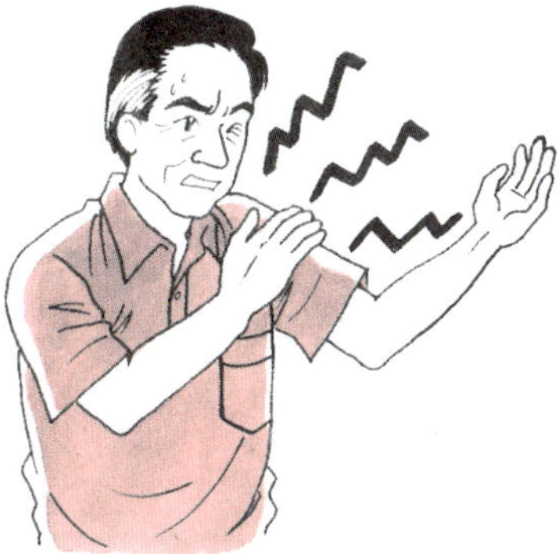

御殿場で行なった講演会でのことです。

私に与えられた時間はわずか15分。私は簡単にメカニズムを説明し、百聞は一見にしかずと実際にやってみることにしました。会場から、肩、膝、腰の痛い人で希望者3人に出てもらいました。

まずは、説明をしながら施術をし、ストレッチベンチを使ってハムストリングス（大腿部《だいたい》）のストレッチをメインに行ないました。

13分ほどで、洗顔程度の前傾しかできなかった肥満型腰痛の中高年男性は、両手が床につくほど腰を曲げることができ、肘から先が動かせなかった五十肩の男性も、バンザイができるようになり、ヒザが痛くて正座のできなかった70歳代の女性も、すんなりと正座ができるようになりました。会場内は拍手の渦でした。

宣伝のつもりではなかったのですが、運動の方法が書かれた著書がありますと案内すると、660冊あった本は15分で売り切れてしまい、来場した多く方が中川式治療にたいへん興味をもってくださったのだと、うれしく思いました。

聞く耳をもってこそ一流プレイヤー

プロゴルファー・デビッド石井さん

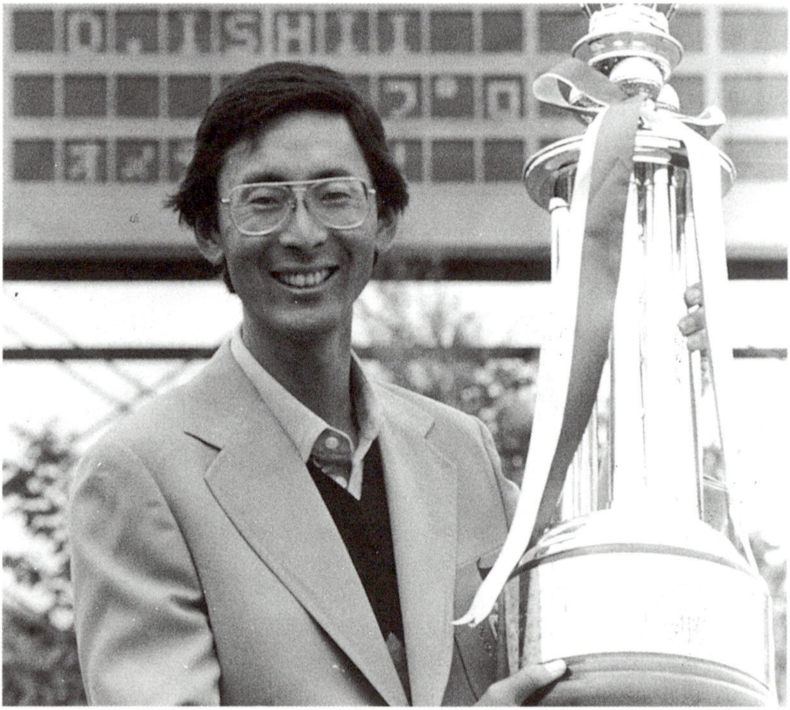

病　状	脊椎のアンバランスと骨盤のゆがみ
治　療	毎日の筋力トレーニング、ジョギング。ヒザ、肩、腰のストレッチ（柔軟度をチェックし一定柔軟度に至るまで繰り返す）

日本プロゴルフ界の賞金王にもなり、大活躍していたデビッド石井さん。彼は、一時期シード権を失い、予選落ちも多くなりました。私は彼のコンディショニングをしたことが何度かあり、彼はストレッチベンチももっていて、彼とは今でも交流があります。彼が不調であった2000年にも、私は彼を訪ね、彼とコースを一緒にまわりました。

会ったときから気づいていましたが、どうも彼は元気がありません。彼は、そのわけを話してくれました。彼は、下半身のターンが思うようにいかず、スイングにスピードがなくなったことで悩んでいるというのです。私は、おそらく身体のバランスが崩れているのではないかと思い、チェックをすることにしたのです。

問診では脚力の衰えが、中川式ストレッチでは、骨盤の傾斜が右上がりになっているのがわかりました。さらに、ストレッチベンチで前屈をしてみると、脊椎に大きなゆがみである右凸がみられます。

もし、ストレッチベンチ使い続けていたなら、こうはなっていないはずだと彼にたずねると、やはり最近はあまり使っていないというのです。私は、いかに身体のバランスを整えるトレーニングが大切なのかを彼に説明し、一番嫌いなトレーニング種目が弱点になっていくことを話したのでした。彼は私の忠告を受け入れ、毎日のトレーニングにはげんでくれました。もちろん、彼の成績も徐々によくなっていったことは、言うまでもありません。

満足に睡眠もとれない 頸の痛みを即効治療

プロゴルファー・大場　美智恵さん

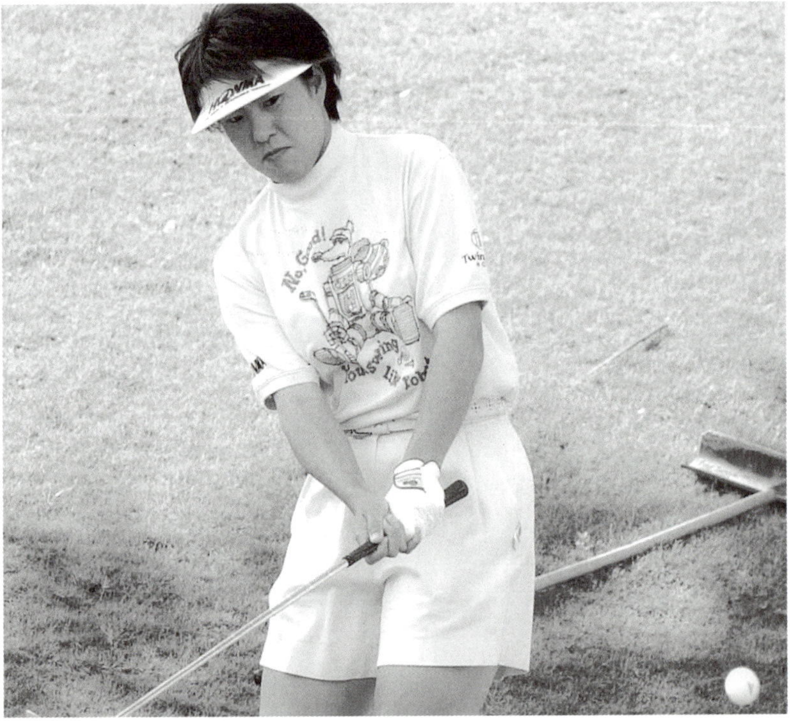

病　状	整体所での無理な動きによる頸の痛み
治　療	頸部を前後左右に倒す、ねじる等。

香川県屋島カントリークラブで開催された、カトキチクイーンズトーナメントでのことです。私は女子プロ協会からの依頼で、選手たちをケアするためにこのトーナメントに行っていました。練習ラウンドを終えた選手たちを迎え、つぎつぎに選手たちの疲れた身体のコンディショニングにとりかかります。そして、前の週に優勝した大場美智恵選手の順番に。彼女は私に「頸だけは触れないでください。」と言いました。頸まわりの筋腱ストレッチは脳への血流促進にもなり、プレーによい影響があるのです。私は、理由をたずねました。すると、整体所のマッサージで、頸にガキッと大きな音をたてられて以来、睡眠も充分にとれないほど痛いというのです。私は、頸部を前後左右に倒す、ねじる等の治療を行ない、私の手の抵抗に対し本人の力で戻すというストレッチをしてあげました。そして、信頼のおける、自分のからだのことよく知っている、納得のいく説明を先にしてくれるスポーツドクターにかかるように話をしたのでした。

つぎの日、彼女は頸を動かせるようになり、一安心しました。その直後彼女は、中京ブリヂストンで2勝目をあげました。「頸は大丈夫？」とたずねると彼女は大きくうなづきました。頸が不安では良いプレーはできません。

すべての整体所が悪いとは言いません。しかし、十分な説明もなしに、身体のあちこちをバキバキならすような治療をしたり、ライセンスにいい加減なものが多いのも事実なのです。

手術で悪化した腰痛も 中川式で完治！

星川さん（仮名）

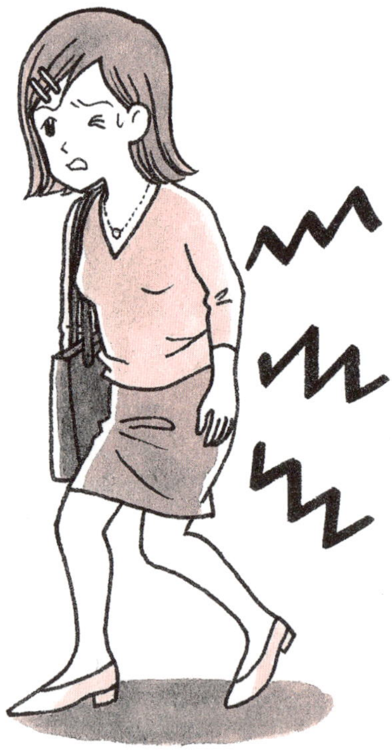

病　状	腰痛、右下肢のしびれ 手術後がケロイド状に固くなっている
治　療	後部の椎間孔を拡げる

彼女が来院したとき、問診票には「ヘルニア」と書かれていました。症状としては、腰の痛みと右下肢のしびれ。実際に見てみると、やはりよく見られる腰椎椎間板ヘルニアの症状でした。治療が始まり、身体のゆがみを見つけて拘縮箇所をさがし、バランスを整えていきました。そして、腰のあたりにさしかかったとき、ケロイド状に残った細い縫合部分のあとを見つけました。「手術したんですね。でも、よくならなかったの？」とたずねると、手術後に安静にしているときはよかったが、普通の生活に戻ったら、以前より痛くなって、腰も脚もこわばって動けなくなってしまったというのです。

椎間板の手術は、突出して神経根を圧迫している部分を切除するので、痛みのもとがもうなくなったように感じますが、それは違うのです。

大福餅をイメージしてみてください。椎間板は、できたての大福のようなもので、上下から圧力が加わると外皮の薄い部分からアンがはみ出てしまうのです。そのはみ出た部分が神経に接し刺激しているのですが、手術でそのはみ出たアンを取り除けば、当然、腰椎と腰椎の間にある餅自体は薄くなります。これは、椎間板と同じで、厚みの減った椎間板が後部の椎間孔というところから出ている座骨神経を圧迫してしまうのです。

こうした説明等をしたのち、ストレッチベンチで前屈を繰り返して行ないました。週に2～3回の治療を行なって、状態もよくなり、彼女も普通の生活を送れるようになったと喜んでいます。手術後の経過が思わしくない人は、けっして彼女だけではありません。手術はけっして最良の道だとは言えないのです。

陳志明選手の棄権

プロゴルファー・陳　志明さん

病　状	連戦の疲労による腰背部拘縮
治　療	ストレッチベンチによるストレッチ 前屈の繰り返しで大腿部拘縮 解消、腰部の反り腰を矯正

陳兄弟と言えば、日本トーナメントでもお馴染みの実力派選手の兄弟です。それは、ミズノオープントーナメントのことでした。私は、彼と本部の出口でばったりと顔を合わせました。「陳さん、どうだった？」と話しかけると、とても浮かない顔で、「腰が痛いからたったいま、棄権した」というのです。私は、すぐプレーできるようにするからと、コンディショニングルームに彼を連れていきました。

中川式ストレッチと、ストレッチベンチでの前屈を多めに施術し、そして、クラブをもってスイングをしてみるように指示しました。はじめは恐る恐るのスイングでしたが、数分もすると力強いスイングに変わっていきました。

私は、PGA大会本部へ彼をともなって先ほどの棄権を取り消してもらうように頼みました。しかし、すでに報道関係に発表してしまったので、取り消すことはできないと言われました。なんと頭の硬いことだと思いながら懇願してみましたが、結局聞き入れてはもらえなかったのです。陳選手もあきらめ、次回がんばりますと言って会場をあとにしたのでした。あれから彼は、プレー前にもコンディショニングにくるようになりました。

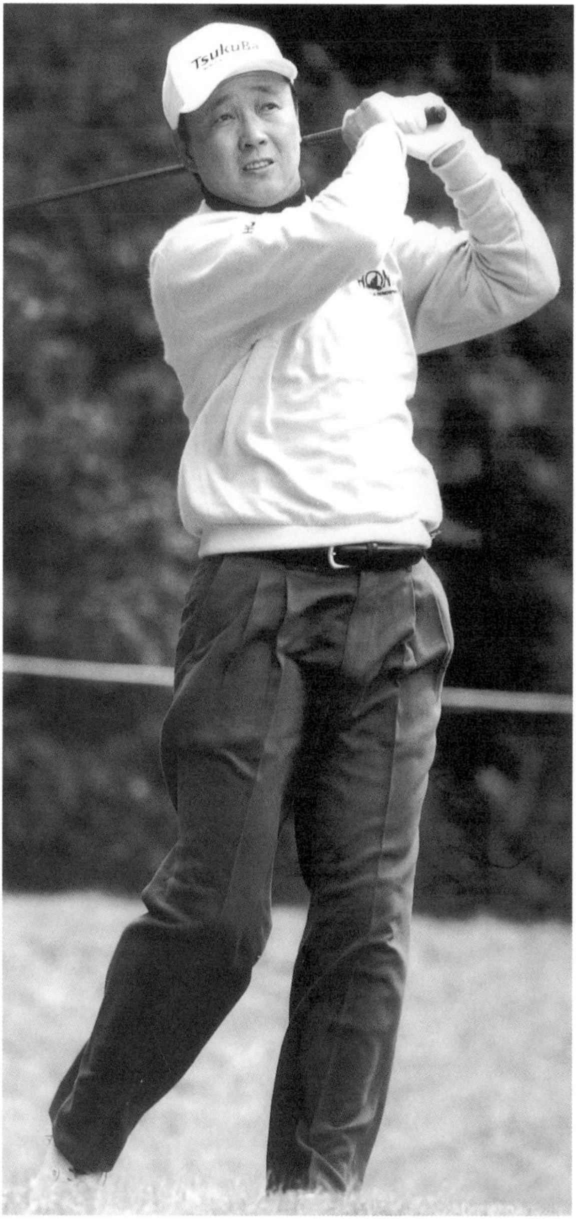
TsukuBa

今、医療の現場では

最近、私のところへ若い医師がやってくることがあります。彼らは、私の治療法に大変興味があると言います。確かに、名医と言われた医師からもサジを投げられた患者を治し、手術が必要と言われた患者も、身体に傷ひとつつけることなく治療してしまう中川式治療法は、彼らから見れば信じられないといったところなのでしょう。

私は、現在多くの医師が行なっている治療方法には、大いに疑問を感じています。患者の身体や生活動作もよく見ずに、安静の指示と薬を出すだけ。安静によって弱った筋力が、さらに状態を悪化させ、軽症だった患者が重症になることも少なくないのです。

私を訪ねてきた若い医師たちに、この整形外科の矛盾を問うと、彼らもそれを疑問に思っていると言います。私は彼らに、私の治療法について、異常に対する観点の違いについて話をしました。また、身体はどうあるべきなのか、どうあれば故障を起こさないのか、それが理解できていれば、故障を起こしたときにどんなことが必要なのかが自ずとわかってくる、そんな話をして実際にその治療法を見せたのでした。

以前、京都国立病院の整形外科医長である石田勝正先生が、やはり中川式治療法に興味を持ち、私を訪ねていらしたことがありました。私は、やはり同じように説明をして、実際に中川式治療を体験してもらったのです。彼がひと通り体験した後、「われわれ整形外科医は勉強不足」と言ったひとことは、とても印象的でした。石田先生のような医師が増えたなら、もっと痛みから開放される患者さんも増えるに違いない、そう思いました。石田先生は、私の著書とストレッチベンチを購入されました。きっと有効な治療に役立てていただけていると信じています。

私は、現在の安静と投薬という治療法が、患者の症状の悪化を招く危険性があることを指摘します。安静にすることで筋力が低下し、変形が進んで痛みが増すというこのパターンをどこで断ち切り、どうバランスをとるかが最善の治療法だと思うのです。

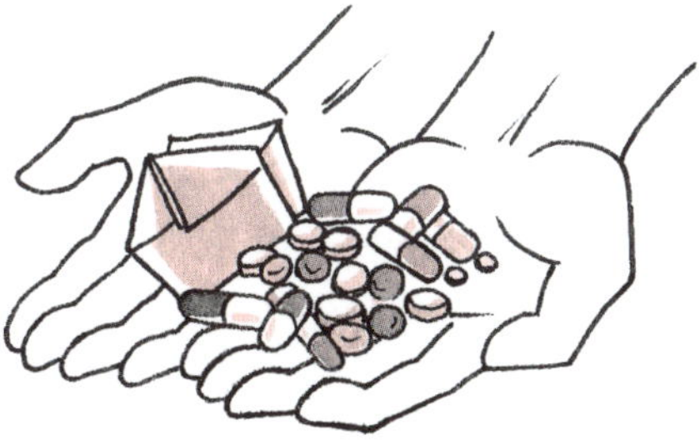

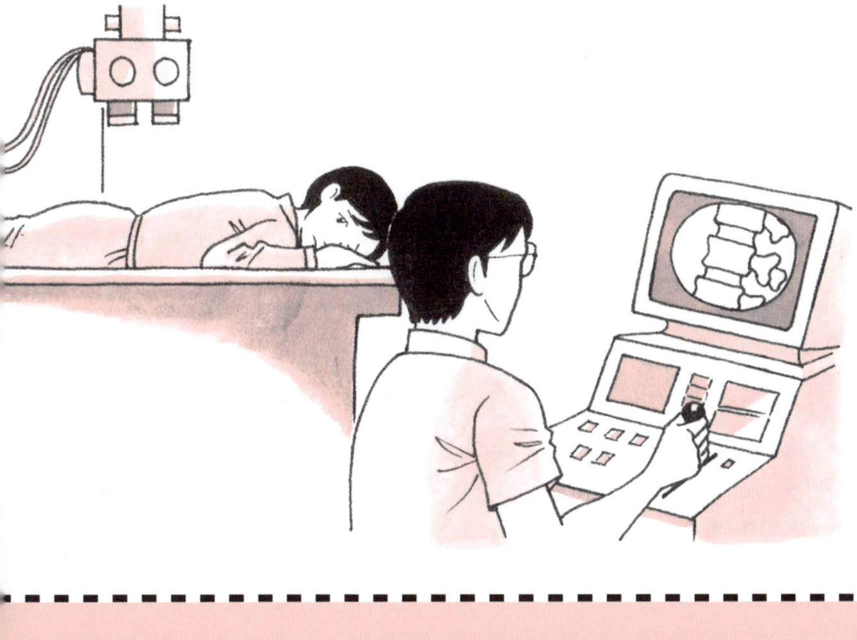

スポーツで故障をしないために

日常生活でスポーツを習慣化することは、身体の老化を防ぎ、また丈夫な身体をつくるためにも大切なことです。しかし、身体を丈夫にするためのスポーツも、間違った方法で行なえば、逆に故障につながる危険性があるのです。ここでは、多くの人々に親しまれているスポーツを中心に、故障を起こさない、また再発させないアドバイスを紹介します。私のストレッチとあわせて実行し、楽しいスポーツライフを送ってください。

安全なジョギングのためのアドバイス

無理をせずに自分のペースで

ジョギングは、難しい技術もいらず気軽にできるスポーツです。それぞれのレベルに応じて行なえ、しかも用意するのはウェアとジョギングシューズだけです。注意点としては、年齢、体重、スポーツ歴などを考慮し、できれば専門家の指導を受けるのが望ましいでしょう。

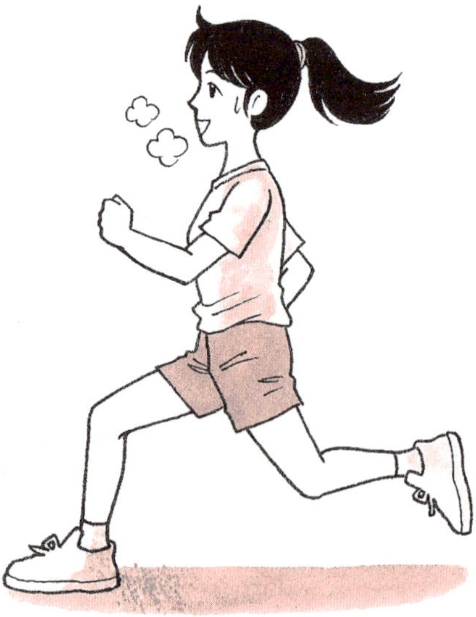

アドバイス：

1.個人で始める場合、シューズ選びは慎重に行ないましょう。地面の衝撃吸収を第一に考えて選ぶことが重要です。けっしてトップレベルの選手のシューズをまねて履いたりしないこと。軽くても硬いものは避けるようにしてください。

2.準備体操やジョギング後の整備運動のストレッチは、十分に行ないましょう。

3.できれば、芝生や土の上を走りましょう。アスファルトの上を走るときは、さらに入念なストレッチをしましょう。

4.脈拍を目安に走りましょう。120～130／分以上にならないようにしましょう。

5.気温や湿度に留意し、走る距離、水分の補給を調整しましょう。

6.毎日の体調を考え、義務的に行なわないようにしましょう。体調の悪いときは休養したり、ウォーキングに代えましょう。

安全なスイミングのためのアドバイス

腰に負担がかからない種目を選ぶ

全身運動として心配機能も強化されるスイミング。上半身の日頃使わない筋力も使い、カロリー消費も多いスポーツです。年齢にあわせた運動量を守れば、腰痛や障害のリハビリに効果的です。また、水圧により静脈流を促進し、マッサージ効果も得られます。

アドバイス：

1.腰の悪い人は、バタフライと平泳ぎは反り腰になるので避け、背泳ぎかクロールを行ないましょう。

2.水中歩行や水中エアロビクスは、体力回復に効果的です。

3.運動は脈拍を目安にし、120～130／分以上にならないようにしましょう。

4.水中は浮力がはたらき、筋力や関節への負担が少ないので、ある程度体力がついたら、最終的には水泳だけでなく、他のスポーツも行なうのが望ましいでしょう。

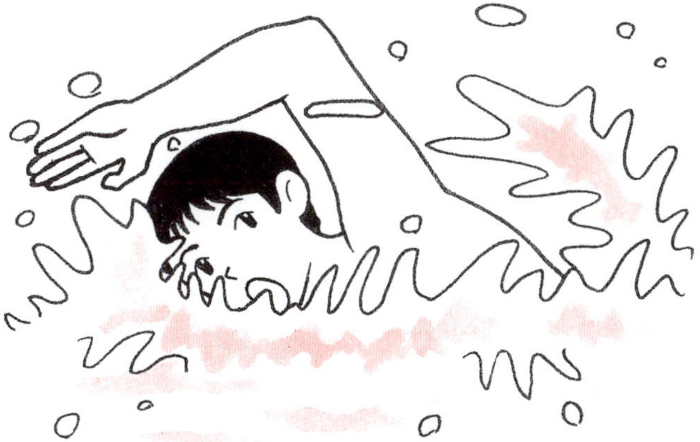

安全なウォーキングのためのアドバイス

気軽に行なえる全身運動

ジョギングがブームになったとき、十分にケアをせずに運動を行なったために故障者が続出したことがあります。そこで注目されたのがウォーキングです。誰でも簡単に気軽に行なえますが、運動時間を多くしたり、スピードを上げるなど、運動量を多くすることでかなりハードなスポーツにもなります。また、手を内側にふって行なうと、外股の矯正をすることができます。

アドバイス：

1.正しい歩き方は、膝から下を大きくふり出し、かかと外側で着地し、母趾丘でけります。手も大きくふって、やや早歩きするのがコツです。

2.硬いシューズや、薄いシューズは避けましょう。

3.正面を向いて、おへそが前へ引っぱられるような気持ちで歩きましょう。

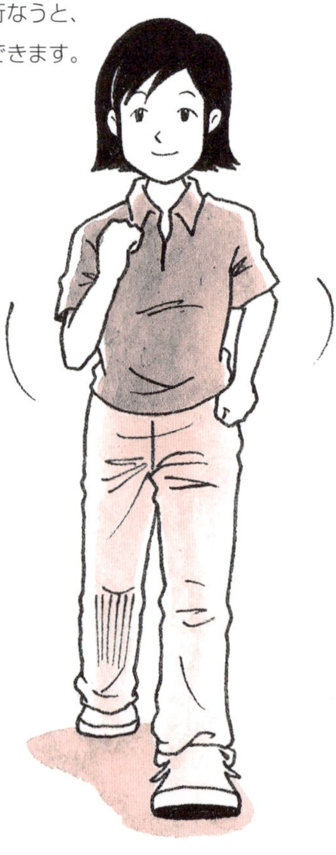

安全なテニス・ゴルフのためのアドバイス

運動の前後にはストレッチを十分に

テニス

テニスは高齢になるまで続けられるスポーツです。テニスを始める前は、ジョギングやなわとびなどで、フットワークに耐えられる脚の筋力をつけておきましょう。

アドバイス/テニス：

1.正しいストロークの指導を受け、肩や腰に余分なストレスを受けないように配慮しましょう。

2.ハードコートが多いので、シューズ選びは慎重にしましょう。

3.運動後は十分に肘・膝・腰・肩のストレッチを行ないましょう。

ゴルフ

緑の中で爽快な気分を味わえ、健康のためにも有効なゴルフ。年々ゴルフ人口は増えています。しかし、十分な準備なしで行なうと、腰や膝を痛めることがあるので、十分に注意しましょう。

アドバイス/ゴルフ：

1.故障の予防のため、正しい技術を習いましょう。

2.年齢に応じた運動量を守りましょう。

3.ラウンド前後には十分なストレッチを行ないましょう。

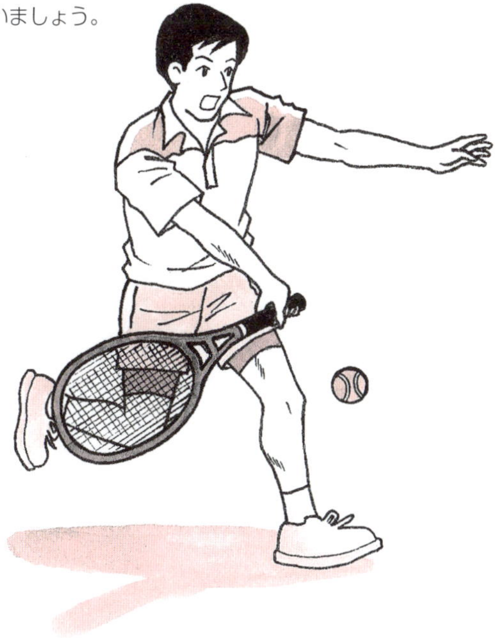

体の基本・栄養について、日常の食生活の注意点

筋肉の主成分はたんぱく質です。激しいスポーツや労働をするほど、たんぱく質の補給が大切です。一般の人も、最低でも卵2個程度は摂取するような心がけが必要です。

また、ビタミンやミネラル（カルシウム・カロチン・食物繊維）などは栄養の消化吸収を助け、エネルギーをスムーズに燃焼させるための潤滑油としての役割があります。「1日30種類以上の食品をとりましょう」とよく言われますが、これらの栄養素に欠けるものがないようにという狙いからです。

とくにスポーツにカルシウム不足は禁物です。筋肉にけいれんが起こったり、骨が弱くなったり、疲労をまねくこともあります。現代人はおおむね栄養過多でカロリー不足ということはほとんどありませんが、ファーストフードなどによる栄養の偏りが重大な問題です。減量などのときは、炭水化物を減らすようにしましょう。

エネルギーに代謝するのは、炭水化物が先で、脂肪は炭水化物の足りない分として燃やされるのです。脂肪を多く燃やしたいのなら、炭水化物を少なめに摂取することがポイントです。

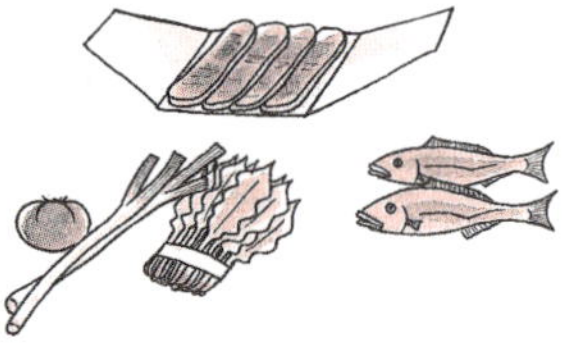

■1日に必要な平均栄養摂取量

年齢（歳）	エネルギー（kcal）		たんぱく質（g）		脂肪エネルギー比率（%）	カルシウム（g）		鉄（mg）		ビタミンA（I.V.）		ビタミンB1（mg）		ビタミンB2（mg）		ナイアシン（mg）		ビタミンC	ビタミンD
	男	女	男	女		男	女	男	女	男	女	男	女	男	女	男	女	(mg)	(mg)
10～	2,000	1,950	70	70	25～30	0.6	0.7	10	10	1,500	1,500	0.8	0.8	1.1	1.1	13	13	40	100
20～	2,500	2,000	70	60	20～25	0.6	0.6	10	12	2,000	1,800	1.0	0.8	1.4	1.1	17	13	50	100
30～	2,450	1,950	70	60	20～25	0.6	0.6	10	12	2,000	1,800	1.0	0.8	1.3	1.1	16	13	50	100
40～	2,350	1,900	70	60	20～25	0.6	0.6	10	12	2,000	1,800	0.9	0.8	1.3	1.0	16	13	50	100
50～	2,200	1,850	70	60	20～25	0.6	0.6	10	12	2,000	1,800	0.9	0.7	1.2	1.0	15	12	50	100
60～	2,000	1,700	70	60	20～25	0.6	0.6	10	10	2,000	1,800	0.8	0.7	1.1	0.9	13	11	50	100
70～	1,800	1,550	65	55	20～25	0.6	0.6	10	10	2,000	1,800	0.8	0.7	1.1	0.9	13	11	50	100
80～	1,600	1,350	65	55	20～25	0.6	0.6	10	10	2,000	1,800	0.8	0.7	1.1	0.9	13	11	50	100

中川　卓爾（なかがわ　たくじ）

昭和12年、旧満州大連に生まれる。昭和35年、東京教育大学(現筑波大学)卒業・運動医学専攻。昭和35年〜50年1月、大阪、京都にて高校保健体育教諭として尽力。陸上、水泳、テニス部を指導。昭和50年1月〜55年末、阪神タイガーストレーニングコーチに就任。吉田監督のもと、江夏・田渕・掛布・眞弓・小林・江本・藤田・中村等の選手の強化とケアにあたる。昭和56年〜平成3年、豊田市斉藤病院機能訓練室長となり、延べ30万人の腰痛、膝肩痛の治療にあたる。平成3年9月、独立し、鞍ヶ池ヘルスケア設立。院長になる。現在、中京大学講師、日本女子プロゴルフ協会契約トレーナーを務める。

お問い合わせ、ご質問は
〒470-0371 豊田市御船町山屋敷 180-3
鞍ケ池ヘルスケア
URL　http://health-care-system.com
Eメール　info@health-care-system.com
TEL 0565-45-3771 FAX 0565-45-9636

腰痛は絶対治る！

著　者
中川卓爾《なかがわたくじ》

発行者
友田　満

制作・協力
株式会社テム

印刷所
玉井美術印刷株式会社

製本所
小泉製本株式会社

発行所
株式会社 日本文芸社
〒101-8407 東京都千代田区神田神保町１－７
URL http://www.nihonbungeisha.co.jp

TEL 03(3294)8931[営業]　03(3294)8920[編集]

ISBN978-4-537-20063-8
112010615-112121012Ⓝ20
編集担当・松原